不調を根こそぎ解消！

ゆがみトリ

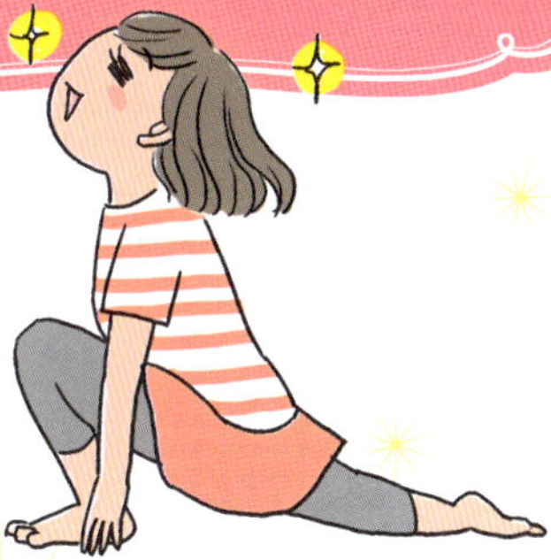

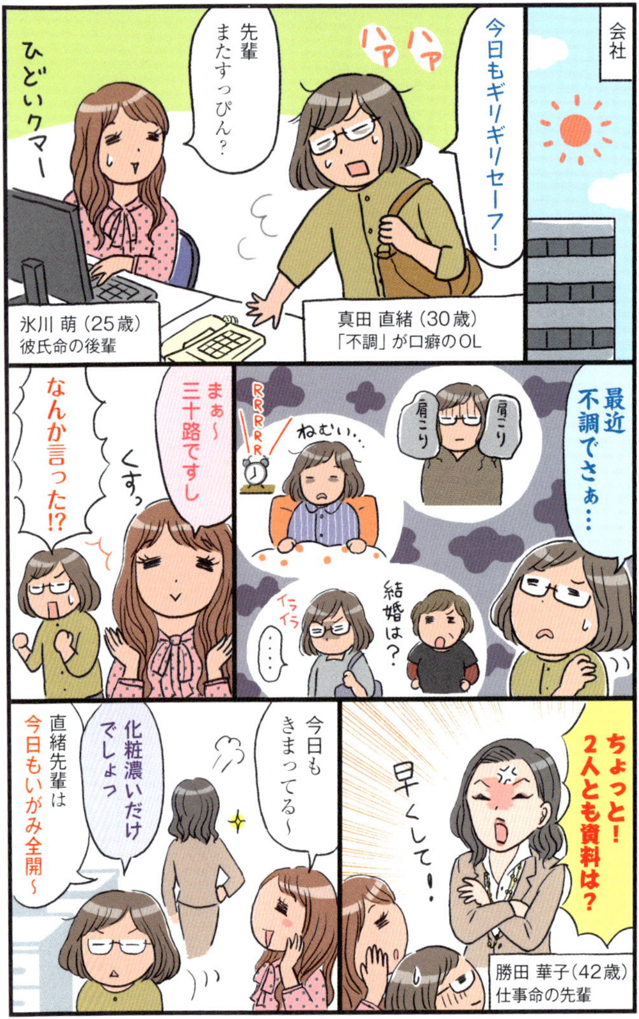
会社
今日もギリギリセーフ！
ハァ ハァ
先輩 またすっぴん？
ひどいクマ～
真田 直緒（30歳）
「不調」が口癖のOL
氷川 萌（25歳）
彼氏命の後輩
最近不調でさぁ…
肩こり
肩こり
RRRRR
ねむい…
結婚は？
イライラ
…
まぁ～ 三十路ですし
くすっ
なんか言った!?
ちょっと！ 2人とも資料は？
早くして！
勝田 華子（42歳）
仕事命の先輩
今日も きまってる～
化粧濃いだけ でしょっ
直緒先輩は 今日もいがみ全開～

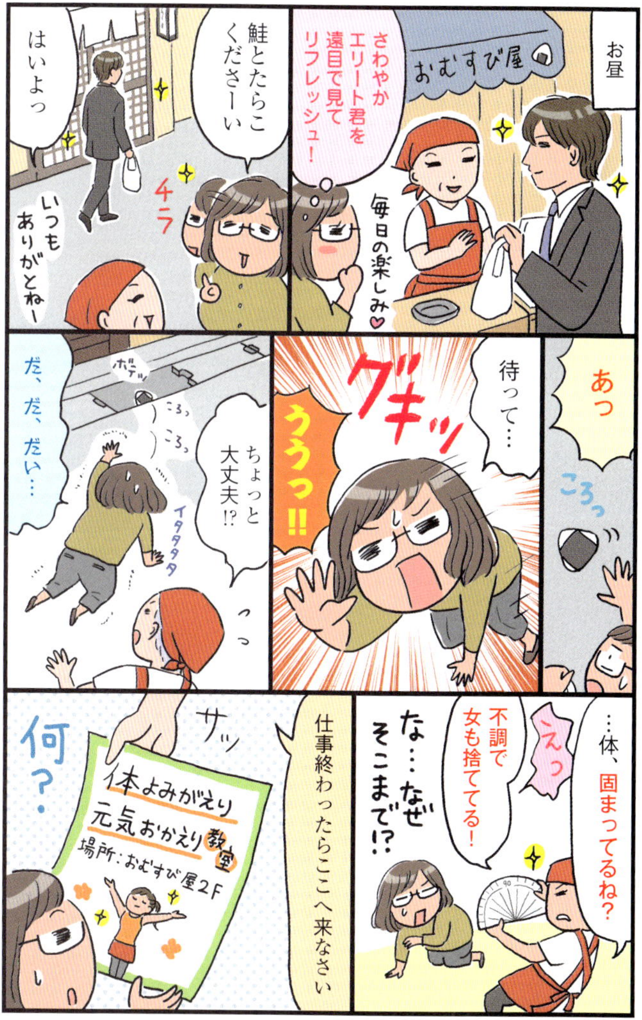

お昼
おむすび屋
さわやかエリート君を遠目で見てリフレッシュ！
毎日の楽しみ♡
鮭とたらこくださーい
チラ
はいよっ
いつもありがとねー
あっ
ころっ
待って…
グギッ
ううっ!!
だ、だ、だい…
ボテッ
ころっ
ころっ
ちょっと大丈夫!?
イタタタタ
…体、固まってるね？
えっ
不調で女も捨ててる！
な…なぜそこまで!?
仕事終わったらここへ来なさい
サッ
何？
体よみがえり
元気おかえり教室
場所：おむすび屋2F

もくじ

第１章　不調解消ゆがみトリ

第２章　目指せ！美スタイル

第３章　女を潤す子宮力アップ

第４章　更年期攻略＆年代別ケア

本書を楽しむために

- ストレッチやヨガ、トレーニングなどは、食後２時間以内を避け、動きやすい服装で行いましょう
- 準備運動としてP23の肩＆首ほぐしや、P101の足指ほぐしで体を温めてから行うとより効果的です
- 運動時の呼吸は鼻呼吸がおすすめです
- 体を動かす際は適宜、水分補給をしましょう
- それぞれの運動は無理をしない程度に行いましょう。特に持病のある方、妊娠中の方、産後間もない方は医師の許可を得て、体調を確認しつつ自己責任の上行ってください

人物紹介

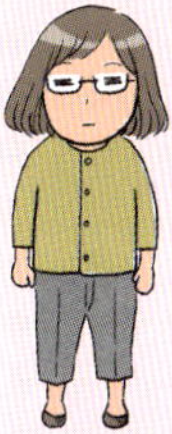

真田《さなだ》 直緒《なお》 (30)

平凡なOL。疲労、肩こり、便秘など、多くの不調を抱え、最近は性格もゆがみつつある。

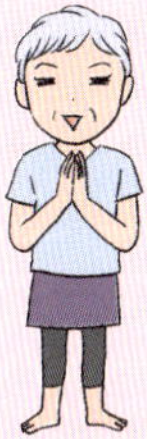

佐藤《さとう》 伸子《のぶこ》 (65)

女の不調をすべて解決する“体教室”の講師。おむすび屋とバーも経営するスーパーウーマン。

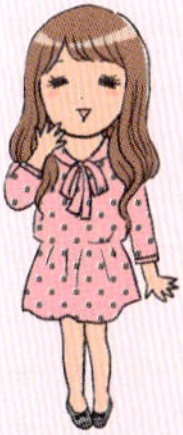

氷川《ひかわ》 萌《もえ》 (25)

直緒の後輩で、天然キャラ。冷え症なのに冷たいものが大好き。月経不順に悩んでいる。

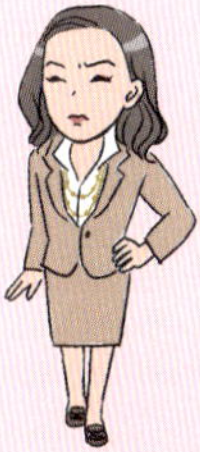

勝田《かつた》 華子《はなこ》 (42)

直緒の先輩。美人だが、出世街道からはずれたイライラが時折爆発し、鬼の形相に。夢は社長。

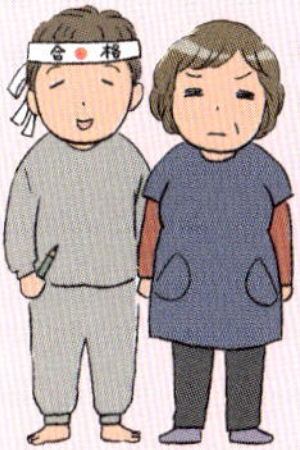

真田 和子《かずこ》 (53)

真田 法男《のりお》 (25)

直緒の結婚を待ち望みながら、更年期の不調と闘う母。そんな母を支える司法浪人中の弟。

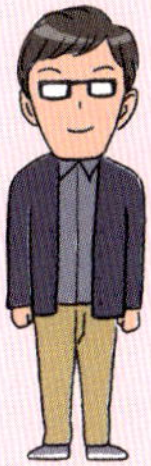

太田《おおた》 優太《ゆうた》 (32)

直緒が憧れるエリート君の友達。愛称はメガネ君。慈愛に満ちた性格で直緒に好感を持つ。

第1章　不調解消ゆがみトリ

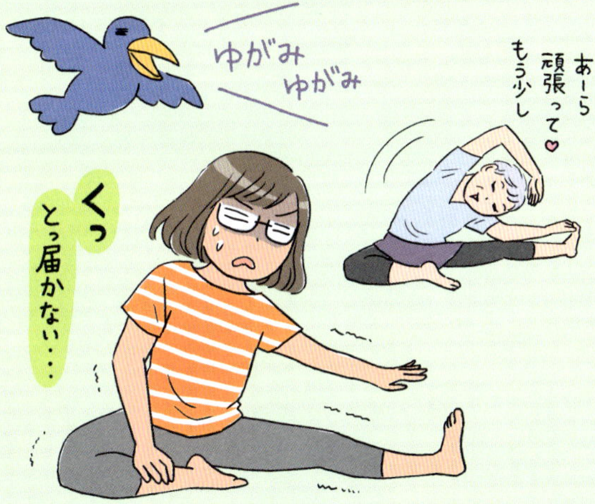
ゆがみ
ゆがみ
あーら
頑張って
もう少し
くっ
とっ届かない・・・

不調の原因は体のゆがみにあり！

体を動かすことでゆがみを直し

しつこい不調を根こそぎ解消

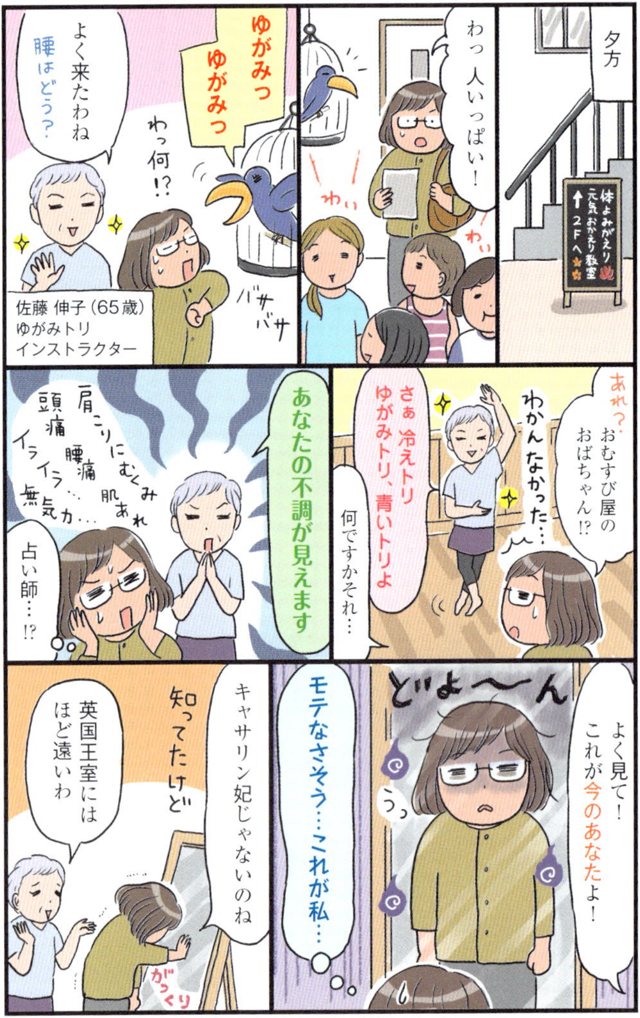
夕方
体よみがえり
元気おかえり教室
↑2Fへ
わっ 人いっぱい！
わい
わい
ゆがみっ ゆがみっ
わっ何!?
よく来たわね
腰はどう？
バサバサ
佐藤 伸子（65歳）
ゆがみトリ
インストラクター
あれ？ おむすび屋のおばちゃん!?
わかんなかった…
さぁ 冷えトリ ゆがみトリ、青いトリよ
何ですかそれ…
あなたの不調が見えます
肩こり
頭痛
腰痛
むくみ
イライラ…
肌あれ
無気力…
占い師…!?
よく見て！ これが今のあなたよ！
どよ〜ん
うっ
モテなさそう…これが私…
キャサリン妃じゃないのね
知ってたけど
英国王室にはほど遠いわ
がっくり

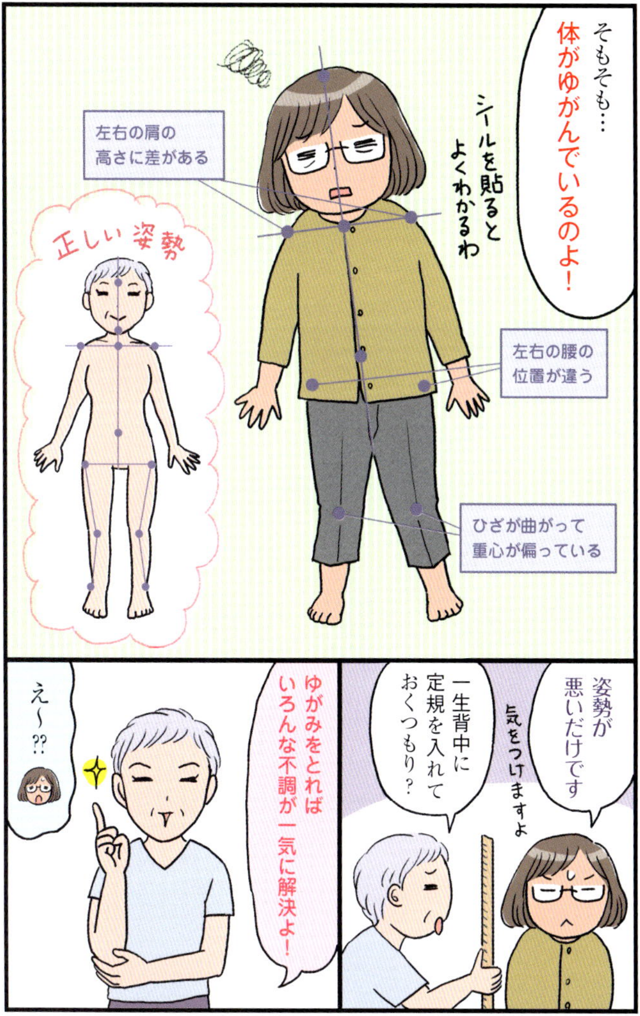
そもそも…
体がゆがんでいるのよ!
シールを貼るとよくわかるわ
左右の肩の高さに差がある
正しい姿勢
左右の腰の位置が違う
ひざが曲がって重心が偏っている
姿勢が悪いだけです
気をつけますよ
一生背中に定規を入れておくつもり?
ゆがみをとればいろんな不調が一気に解決よ!
え~??

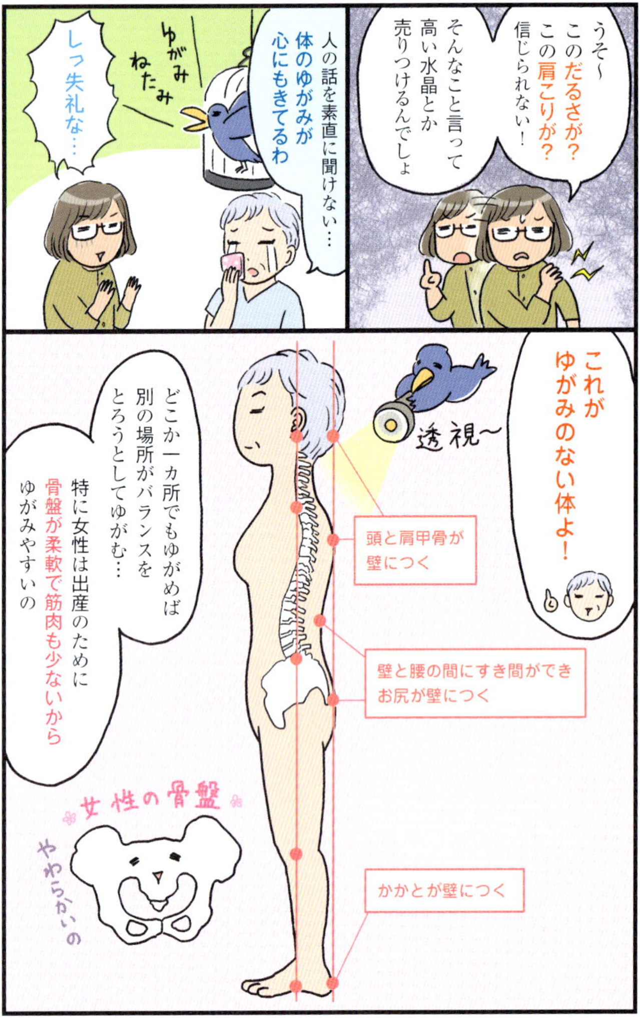

うそ〜 このだるさが？ この肩こりが？ 信じられない！
そんなこと言って 高い水晶とか 売りつけるんでしょ
人の話を素直に聞けない… 体のゆがみが 心にもきてるわ
ゆがみ ねたみ
しっ失礼な…
これが ゆがみのない体よ！
透視〜
頭と肩甲骨が 壁につく
壁と腰の間にすき間ができ お尻が壁につく
かかとが壁につく
どこか一カ所でもゆがめば 別の場所がバランスを とろうとしてゆがむ… 特に女性は出産のために 骨盤が柔軟で筋肉も少ないから ゆがみやすいの
女性の骨盤
やわらかいの

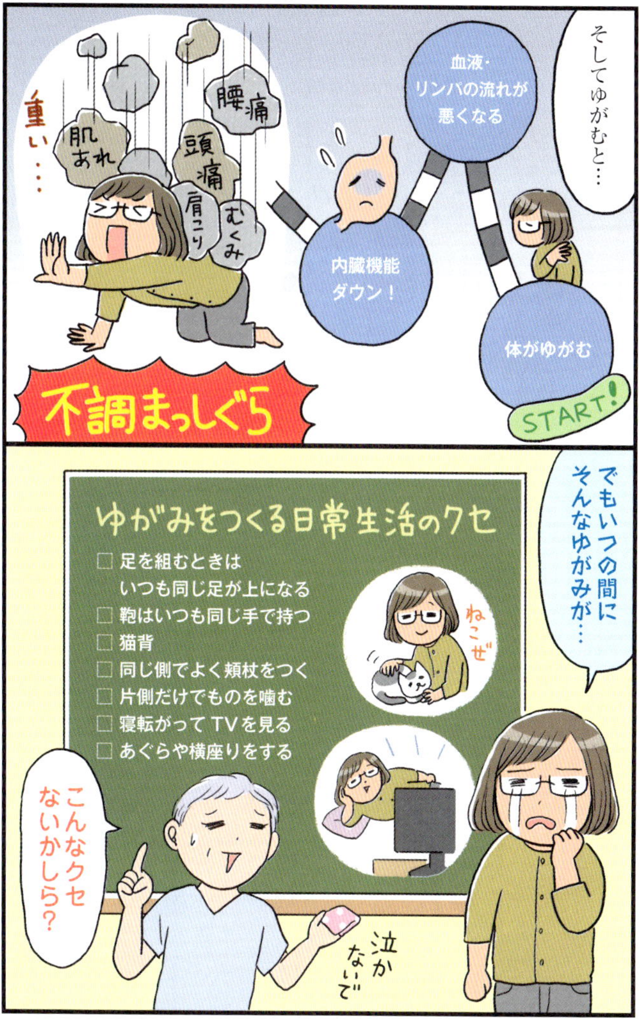
そしてゆがむと…
START!
体がゆがむ
血液・リンパの流れが悪くなる
内臓機能ダウン！
腰痛
頭痛
肩こり
むくみ
肌あれ
重い…
不調まっしぐら
でもいつの間にそんなゆがみが…
ゆがみをつくる日常生活のクセ
□ 足を組むときはいつも同じ足が上になる
□ 鞄はいつも同じ手で持つ
□ 猫背
□ 同じ側でよく頬杖をつく
□ 片側だけでものを噛む
□ 寝転がってTVを見る
□ あぐらや横座りをする
ねこぜ
こんなクセないかしら？
泣かないで

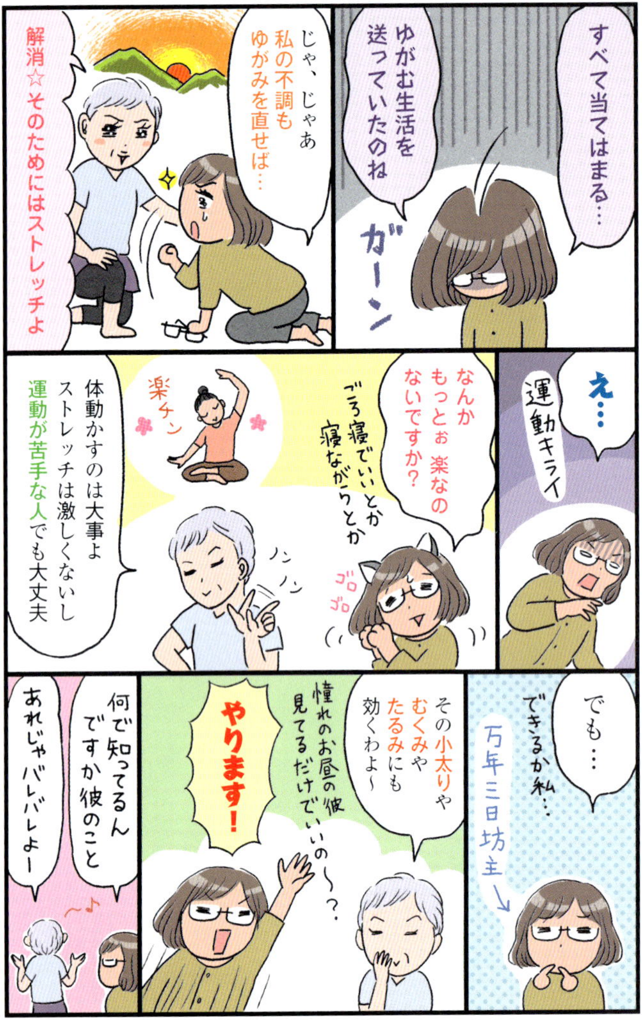
すべて当てはまる…
ゆがむ生活を送っていたのね
ガーン
じゃ、じゃあ私の不調もゆがみを直せば…
解消☆そのためにはストレッチよ
え…
運動キライ
なんかもっとぉ楽なのないですか？
ごろ寝でいいとか寝ながらとか
ゴロゴロ
楽チン
ノンノン
体動かすのは大事よ ストレッチは激しくないし 運動が苦手な人でも大丈夫
でも…
できるか私…
万年三日坊主
その小太りやむくみやたるみにも効くわよ～
憧れのお昼の彼見てるだけでいいの～？
やります！
何で知ってるんですか彼のこと
あれじゃバレバレよー

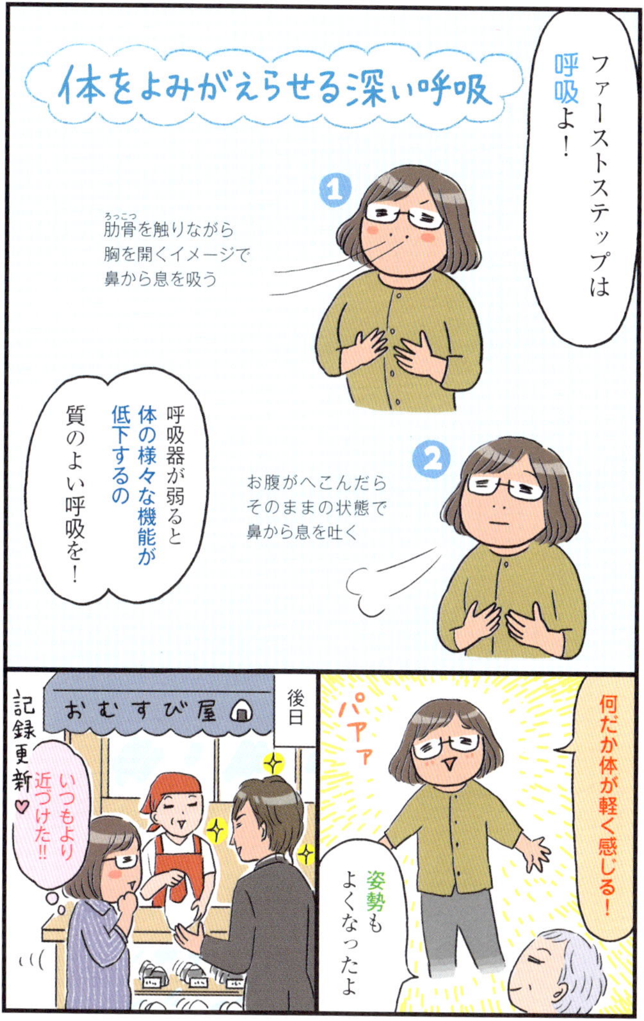
体をよみがえらせる深い呼吸
ファーストステップは呼吸よ！
1
肋骨《ろっこつ》を触りながら胸を開くイメージで鼻から息を吸う
2
お腹がへこんだらそのままの状態で鼻から息を吐く
呼吸器が弱ると体の様々な機能が低下するの 質のよい呼吸を！
何だか体が軽く感じる！
パァァ
姿勢もよくなったよ
後日
おむすび屋
記録更新♡
いつもより近づけた!!

不調が解消しない

「いつも不調」の元凶はゆがんだ体にある

疲れがとれない、肩が常にこる、胃が重い、月経痛がつらい…。多くの女性がこういった"病気には至らない不調"を抱えています。原因がハッキリせず、なかなか解消できないのも悩みどころ。そんな不調の原因は、意外にも日常のクセが生む「体のゆがみ」にあるかもしれません。ゆがみが体に及ぼす影響や、ゆがみトリの効果を知り、体をよみがえらせましょう。

根本的な解消が大切

肩をもんでも、なかなか肩こりが治らないように、患部のケアだけでは不調が解消しない場合も。つまり原因が患部だけにあるとは限らないのです。たとえば腕や胃腸の疲れが、体のまったく別の場所に影響し、不調を生む場合も。患部のケアだけでなく、不調の原因がどこにあるかを探り、根本から治していくことが大切です。

ゆがみはバランスの崩れ

人の体は多くの骨と筋肉に支えられています。しかし、体の使い方によって前後左右の筋力バランスが崩れると、ゆがみが生じてしまいます。体を動かすことで筋力バランスを整え、不調を生まない体づくりを心がけましょう。

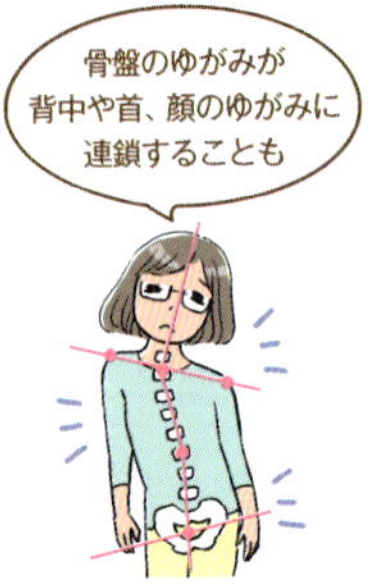
骨盤のゆがみが
背中や首、顔のゆがみに
連鎖することも

ゆがみが不調を生むまで

ゆがみが体に及ぼす影響を知り、根本的な不調解消にとり組みましょう。

体がゆがむと筋力バランスが崩れ
体の各機能がダウン

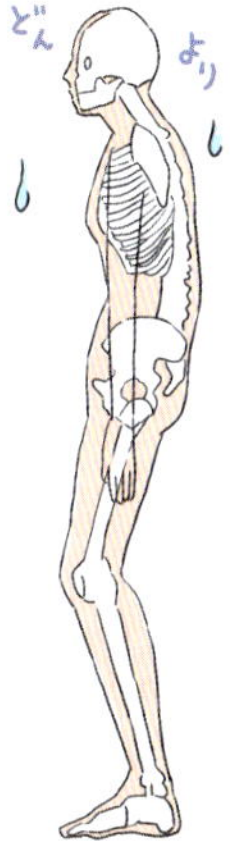

原因
- 日常の様々なクセ（→ P13）
- 長時間同じ姿勢　●悪い姿勢

⇓

体がゆがむ

- 呼吸が浅くなる　●内臓を圧迫
- 血液・リンパの流れが悪くなる

⇓

内臓・神経系の機能低下

- 心臓に負担　●腎臓疲労
- 老廃物の蓄積

･･･▶ 慢性疲労

- 胃腸の機能低下

･･･▶ 下痢・便秘・胃もたれ

- 子宮、卵巣機能の低下
- ホルモン分泌や排卵が乱れる

･･･▶ 月経トラブル 不妊

筋力バランスが整うと
内臓が正しい位置になり、姿勢も美しく

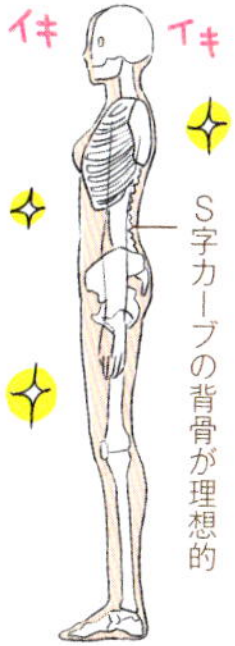

ゆがみトリで健康な体に！

ゆがみを生むクセを直し、体を動かすことで、正しい筋力バランスに整えましょう。

改善策
- ストレッチでこわばった筋肉をほぐす
- トレーニングで弱った筋肉を鍛える

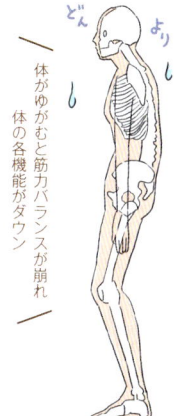

慢性疲労

体のゆがみを整え疲れにくい体に

仕事でもプライベートでも日々溜まっていく疲れ。通常は休息や睡眠で改善されますが、病気などの要因がなくても疲れがとれない場合は、体のゆがみが原因となっているのかも。ゆがみは心臓や腎臓などの内臓機能の低下につながり、慢性疲労を生みます。姿勢を改善し、ゆがみを整えることで疲れにくい体を目指しましょう。

疲労を無視しない！

日々の疲れを放っておくと、やがて蓄積され、あらゆる不調のもとになります。免疫力が低下し、風邪を引きやすくなったり、心の病を引き起こすことも。慢性化する前にストレッチや入浴法（→P48）でこまめにリセットしましょう。

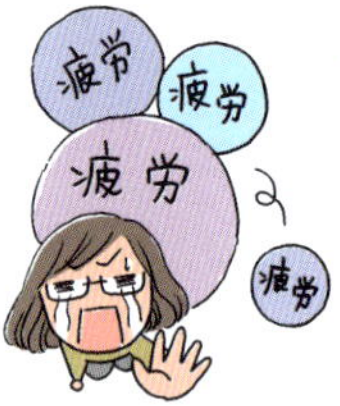
疲労
疲労
疲労
疲労

深い呼吸で強い体に

呼吸が浅いと酸素が全身に行き渡らず、慢性的な疲労を招きます。また、肺が大きく膨らまないため胸の筋肉が弱まり、肋骨が下がって前傾姿勢に。体がゆがんでさらに疲れやすくなるので深い呼吸を心がけて。

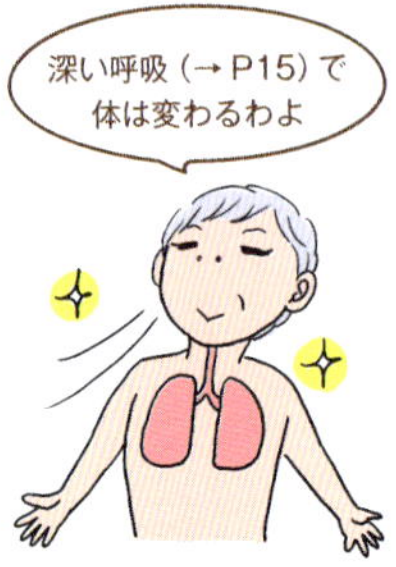
深い呼吸（→P15）で
体は変わるわよ

毎日やりたい！疲労回復ストレッチ❶

体を左右に倒して骨盤から脇腹をほぐし、ゆがみを整えます。次ページの疲労回復ストレッチ②と合わせて行うのがおすすめです。

❶ 右足を曲げ、左足を伸ばして座る。左手の人差し指と中指を左足の親指にひっかける。

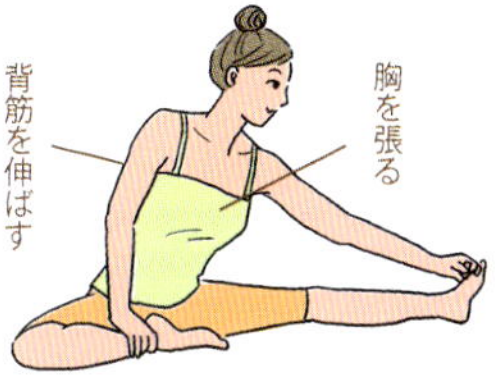
背筋を伸ばす
胸を張る

❷ 息を吸いながら右手を天井に向けて上げる。

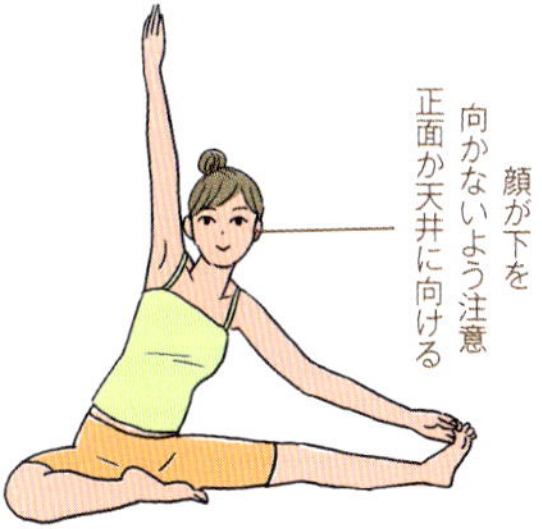
顔が下を
向かないよう注意
正面か天井に向ける

❸ 息を吐きながら、右手を左足のつま先方向へ倒す。3～5呼吸分キープ。反対側も行う。

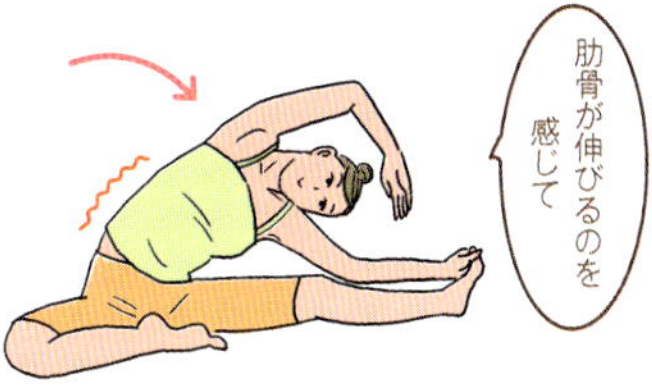
肋骨が伸びるのを
感じて

左右に倒して、倒れにくいと感じた方を＋3呼吸分行うとより効果的です。
P23 の肩＆首ほぐしや P101 の足指ほぐしを最初に行うとさらに◎。

毎日やりたい！疲労回復ストレッチ❷

お腹と背中を伸ばしてゆがみを整えます。自律神経の調整にも効果的で、寝る前に行うと、１日の疲れをリセットできます。

❶ 肩幅に手と足を広げて四つんばいの姿勢になり、手首を返して指先を体に向ける。

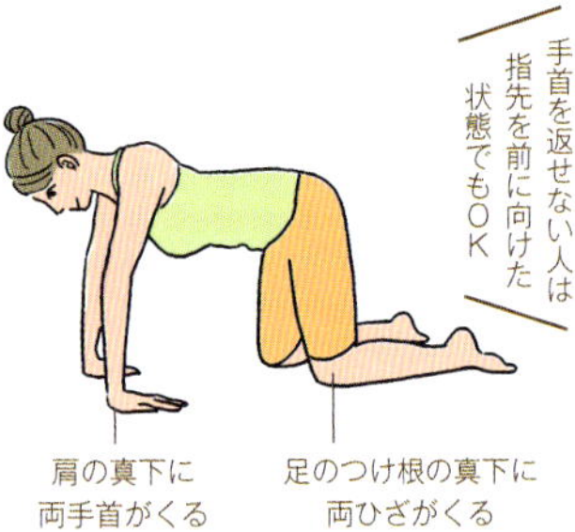

手首を返せない人は指先を前に向けた状態でもＯＫ
肩の真下に両手首がくる
足のつけ根の真下に両ひざがくる

❷ 息を吐きながら、視線をへそに向けて背中を丸める。３～５呼吸分キープ。

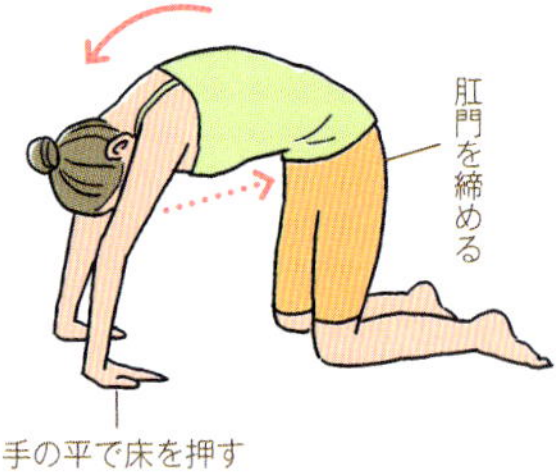

肛門を締める
手の平で床を押す

❸ 息を吸いながら、顔を上げ、背中を反らす。３～５呼吸分キープ。

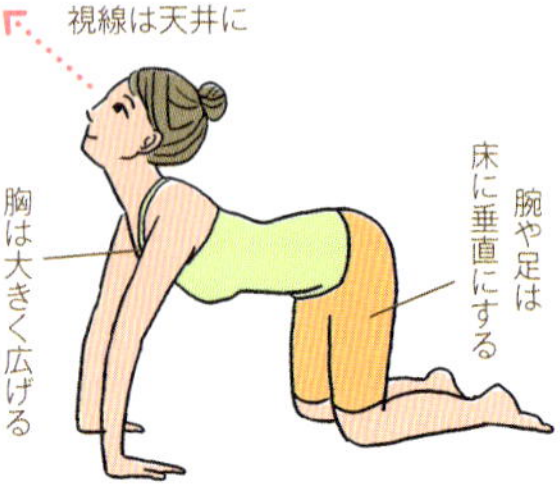

視線は天井に
胸は大きく広げる
腕や足は床に垂直にする

疲労に効く栄養素

毎日の食事からも疲れを軽減させていきましょう。

イミダゾールジペプチド

渡り鳥や回遊魚に蓄えられているたんぱく質。抗酸化作用があり、疲労回復にとても効果的。

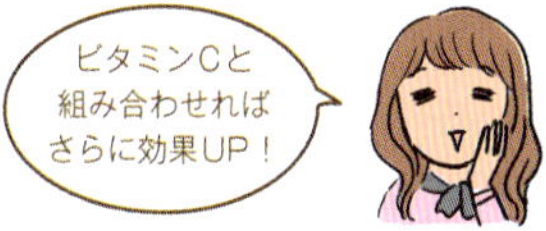
ビタミンCと
組み合わせれば
さらに効果UP！

イミダゾールジペプチド

鶏のむね肉、カジキ
マグロ、カツオ

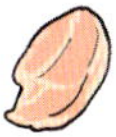

＋

ビタミンC

パプリカ、小松菜、柿
ゴーヤ、ブロッコリー

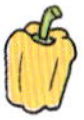

疲労回復にピッタリ 鶏と野菜のクリームシチュー

鶏肉を30分以上煮込むとイミダゾールジペプチドが効果的にとれます。

材　料（4人分）

- 鶏むね肉…400g
- 玉ねぎ…1個
- しめじ…1/2株
- じゃがいも…3個
- ブロッコリー…1/2株
- A
  - 固形コンソメ…2個
  - 牛乳…300mℓ
  - 水…200mℓ
- 小麦粉…大さじ2
- 塩・こしょう…少々

作り方

1. 具材を一口大に切り、鶏肉、玉ねぎ、しめじ、じゃがいもの順に炒める。ブロッコリーはさっとゆでる。
2. 軽く炒めたら火を止め、小麦粉を入れてからめる。
3. 2にAを入れ、焦げないよう沸騰させたら弱火にしてフタをする。具材が柔らかくなるまで火を通す。
4. 塩・こしょうで味を整え、盛りつける直前にブロッコリーを加える。

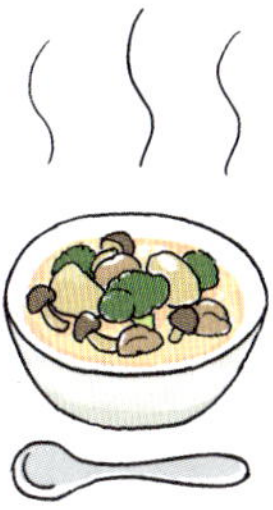

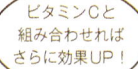

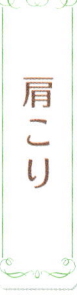

肩こり

女性の不調ナンバーワン
日頃の生活で根本改善を

筋肉がこり固まり、血行不良になることで起こる肩こり。長時間のパソコン作業、赤ちゃんの抱っこ、胃腸疲れ、姿勢の悪さや体の冷え、ストレスなど、肩こりの原因は日常生活にあふれています。自分の肩こりの原因を探り、日々のストレッチで根本的に解消していきましょう。

腕の疲れにご用心！

肩こりの原因で最も多いのは、腕の疲れからくるもの。パソコン作業などで疲れた指から腕、肩へと疲労が伝わり、筋肉が固まって慢性的な肩こりに発展します。ストレッチのほか、手やひじを温める腕湯で血流を促し、改善しましょう。

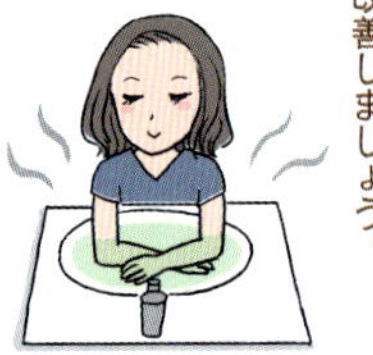

洗面台などに入浴温度より
少し熱い湯を張り
腕を約２分つける

肩こりに効く食べ物

血行を促進する成分が豊富な青魚（アジ、イワシ、サバなど）を積極的にとるのがポイント。また、筋肉疲労を和らげるクエン酸を含んだ柑橘類や梅干しを1日1回食べるのも肩こり予防になります。食べすぎは胃腸を疲れさせ、神経を通じて肩・背中の筋肉の緊張につながり、肩こりを起こすので注意を。

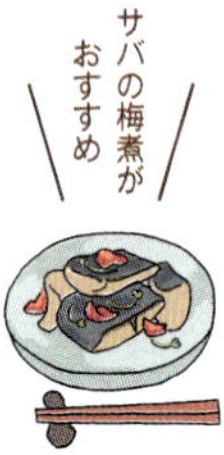

肩＆首ほぐし

首の左右前後と脇を伸ばし、肩につながる筋肉全体の血行を促進させます。

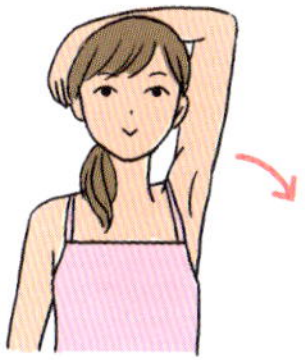

❶ 背筋を伸ばし、左手で右耳を触る。息を吐きながら頭を左に倒す。

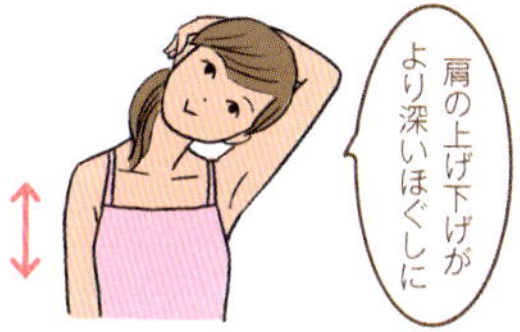
肩の上げ下げが
より深いほぐしに

❷ 息を吸いながら右肩を上げ、息を吐きながら下げる。反対も行う。

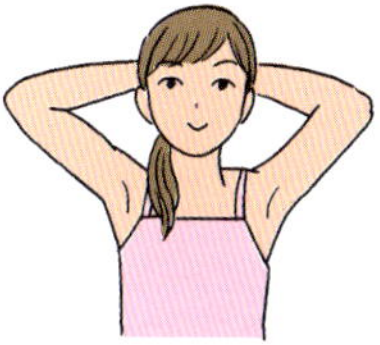

❸ 手を組み、後頭部に置く。

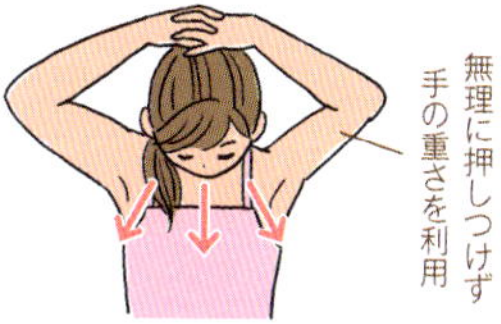
無理に押しつけず
手の重さを利用

❹ 息を吐きながら前、斜め前に倒す。

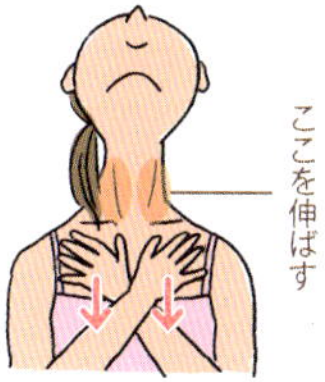
ここを伸ばす

❺ 胸の前で手を交差させ、鎖骨の下を引っ張り、頭を反らせて首の前側を伸ばす。

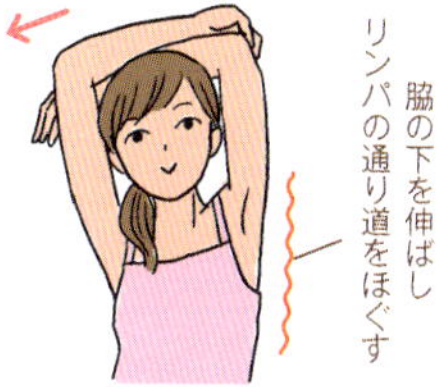
脇の下を伸ばし
リンパの通り道をほぐす

❻ 両腕を頭の後ろにまわし、右手で左ひじを持って右側へ倒す。反対も行う。

肩こりに効くヨガ❶

肩、首、背中を伸ばします。頭頂部のツボを刺激するため、目や脳の疲れにも効果的。首を痛めている人は控えましょう。

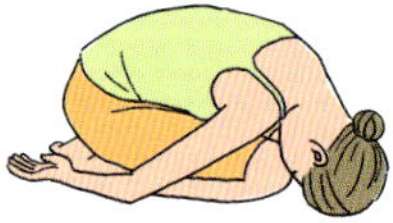

❶ 正座をして上体を前に倒し、おでこを床につける。

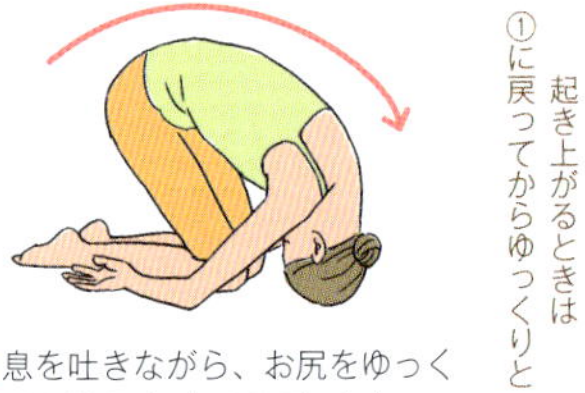
起き上がるときは
①に戻ってからゆっくりと

❷ 息を吐きながら、お尻をゆっくりと持ち上げ、頭頂部を床につけ３～５呼吸分キープ。

肩こりに効くヨガ❷

ひとつひとつの動作をゆっくり丁寧に行い、肩と首のこりを和らげます。

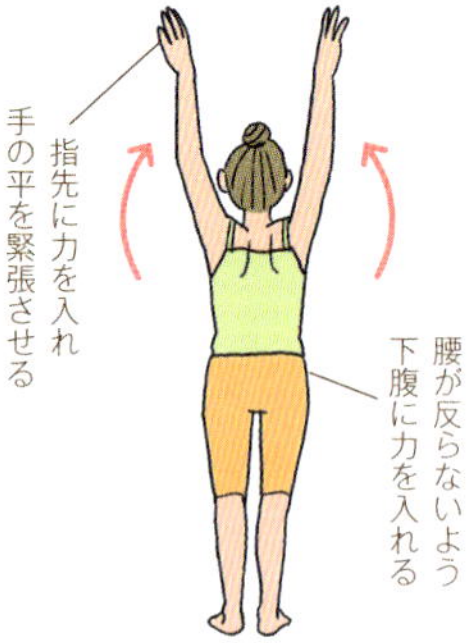
指先に力を入れ
手の平を緊張させる
腰が反らないよう
下腹に力を入れる

❶ 両足を肩幅に広げて立つ。息を吸いながら両手を上げ、肩甲骨を引き締める。

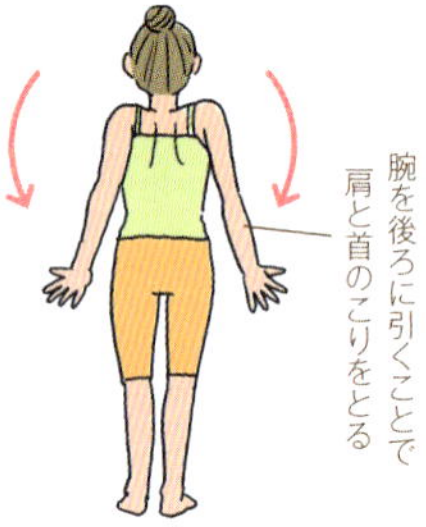
腕を後ろに引くことで
肩と首のこりをとる

❷ 息を吐きながら、両腕を後ろに回し、手の平を下に向けながらゆっくり下ろす。

すぐに実践できる肩こり改善アイディア

普段から「こらない習慣」を心がけ、肩こり悪化を防ぎましょう。

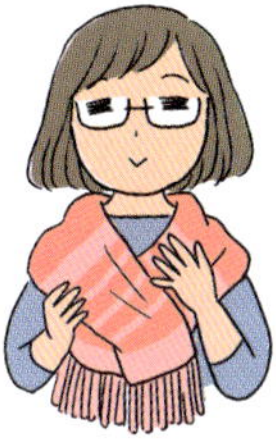

ストールは手軽な予防アイテム

肩が露出した女子力高めなファッションは、冷えやすく肩こりのもとに。夏場でもストールなどで冷えから体を守りましょう。

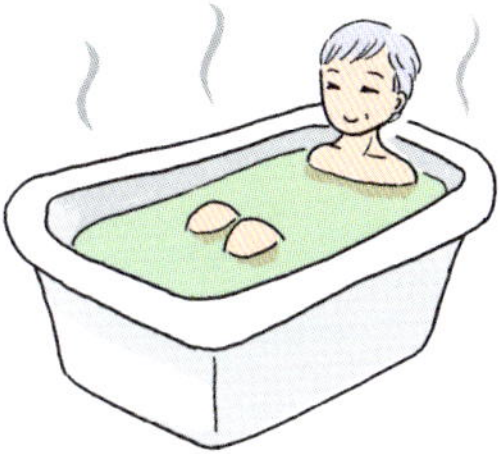

シャワーより湯船につかる

肩、首を温めるためには、シャワーでは役不足。湯船につかり、全身浴か肩を冷やさない半身浴（→ P48）で温まりましょう。

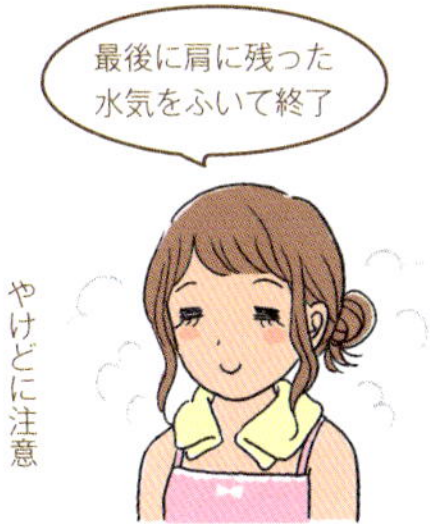
最後に肩に残った
水気をふいて終了
やけどに注意

ホットタオルで血行促進

濡らしたタオルを細長く三つ折りにし、半分に折って、電子レンジで１分ほど温めます。肩に乗せて冷めたらはずします。

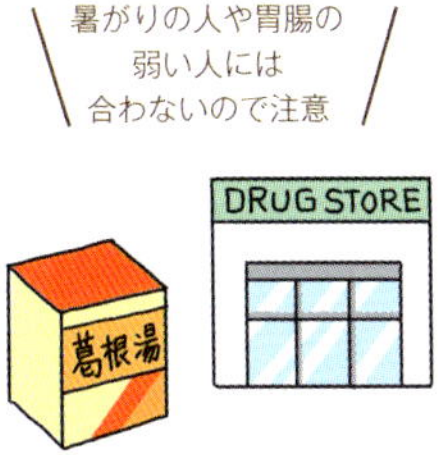
暑がりの人や胃腸の
弱い人には
合わないので注意
DRUG STORE
葛根湯

葛根湯《かっこんとう》は肩こりにも効く！

風邪に効く漢方薬として知られる葛根湯は、肩や首のこりを和らげる効能も。薬局やドラッグストアで買え、食間に服用します。

首こり

働く女性に急増中のストレートネックに注意

血行不良や疲労の蓄積で起こる首こり。特に長時間のデスクワークやスマートフォンの使用で前かがみの姿勢が続くと、首の骨がまっすぐになり（ストレートネック）、ひどい首こりを起こす恐れも。目の疲れや肩こりにつながることも多いので、首のケアとともに疲れ目対策（→P34～）や肩こり対策（→P22～）を行うと効果的です。

ストレートネックとは？

本来はゆるやかにカーブを描くはずの首の骨がまっすぐになる状態。首周りに大きな負担がかかり、体全体のバランスを崩すことにもつながります。

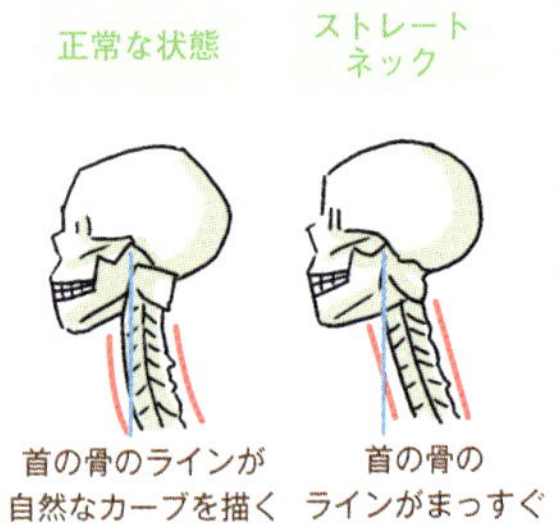

ストレートネック
首の骨のラインがまっすぐ
正常な状態
首の骨のラインが自然なカーブを描く

こんな人は要注意！

- □1日1時間以上、スマートフォンの画面を見ている
- □首を後ろに倒すと違和感や痛みがある
- □疲れると締めつけられるような頭痛がある
- □顔を左右に回せる範囲が狭い

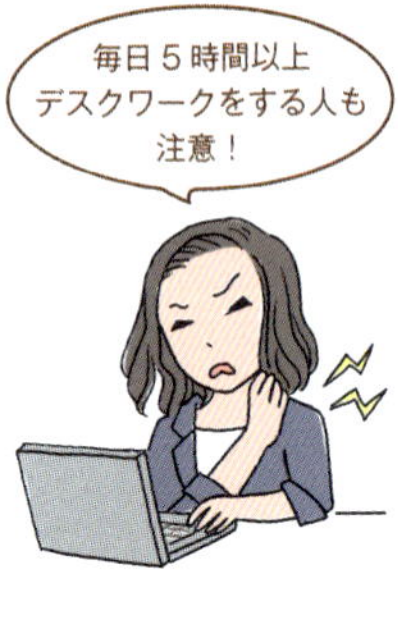

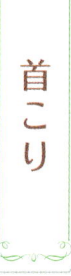

毎日5時間以上デスクワークをする人も注意！

ストレートネックのセルフチェック

壁を背に、自然に立ったときの首の状態をチェックしましょう。

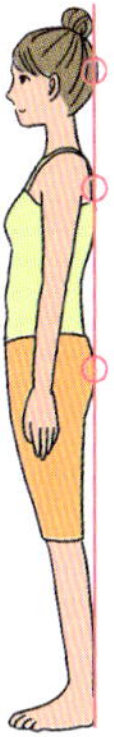

正常な状態

後頭部、肩甲骨、お尻が壁につく。

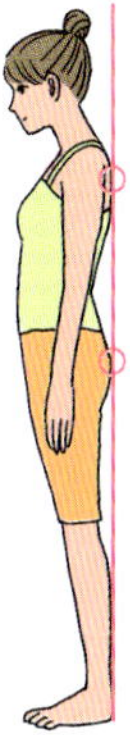

ストレートネック

後頭部が壁につかない人はストレートネックの疑いあり。

ストレートネック解消法

30分くらいの間隔でこまめに行うのがポイント。首のシワ改善にも◎。

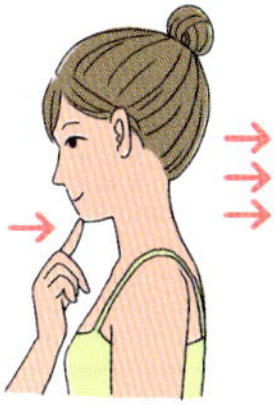

❶ 正しい姿勢で座り、あごを引く。あごに手を置いて、首と一緒に後ろに押す。

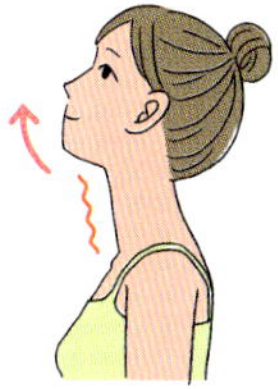

❷ ①を３～５回繰り返したら、顔を上に向け、首を伸ばす。

腰痛

腰痛の原因は骨盤のゆがみにあり

腰痛は腰にある骨（腰椎《ようつい》）がずれることで、周辺の神経や筋肉が刺激されて起こります。この腰椎のずれを起こす原因のひとつが骨盤のゆがみです。骨盤のゆがみは全身のゆがみにつながり、あらゆる不調のもとになります。ゆがみトリで骨盤のゆがみをとり、姿勢にも気をつけることで腰痛を解消しましょう。

腰痛を防ぐ生活

普段の姿勢に気をつけることが最も大切です。猫背で座ったり、反り腰で立つと、背骨のS字カーブが崩れて腰に大きな負担がかかります。また、30分以上同じ姿勢を続けない、重い荷物を持ち上げるときはひざをついて持ち上げるなど、腰に負担をかけない心がけが大切です。

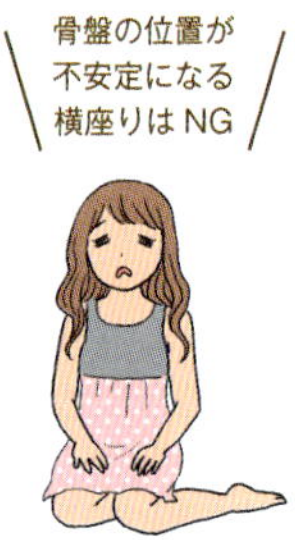
骨盤の位置が
不安定になる
横座りはNG

ストレスと腰痛

ゆがみトリや正しい姿勢を心がけても改善されない腰痛は、ストレスが原因かも。ストレスが強まると鎮痛物質を出す脳の働きが低下し、腰にかかる小さな負担も激痛に感じてしまうのです。日頃からストレスを和らげる生活（→P60）で腰痛を緩和させましょう。

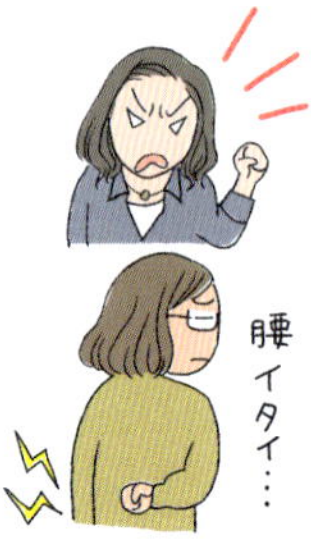
腰
イタイ…

腰痛に効くストレッチ❶ ゆりかご運動

こわばった骨盤付近の筋肉を和らげ、血行をよくします。始める前にP71の骨盤ほぐしを行うと効果アップ。

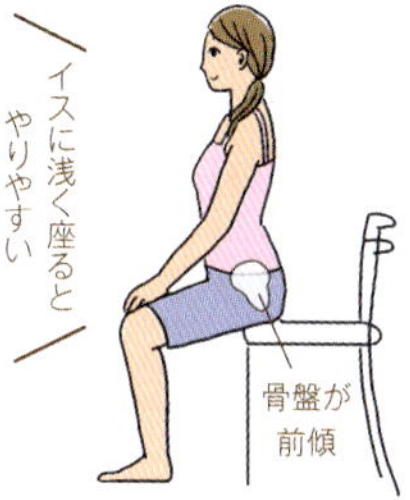
イスに浅く座ると
やりやすい
骨盤が
前傾

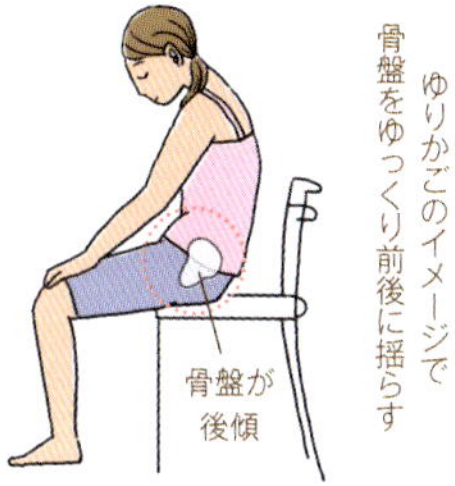
ゆりかごのイメージで
骨盤をゆっくり前後に揺らす
骨盤が
後傾

❶ 骨盤を立てて（→P132）座り、背中を反らせて骨盤を前傾させる。

❷ 背中を丸めて骨盤を後傾させる。①と②を10回繰り返す。

腰痛に効くストレッチ❷ 猫背リセット

デスクワークで固まった姿勢ほぐしに◎。仕事の合間やお風呂あがりに行うと効果的。腰を反らせて痛みを感じる人は控えて。

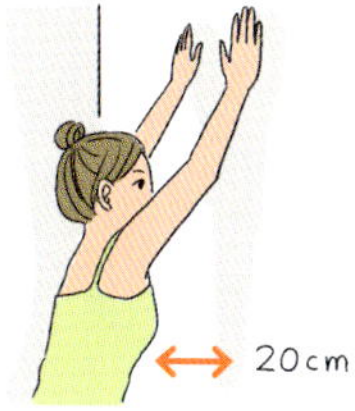
20cm

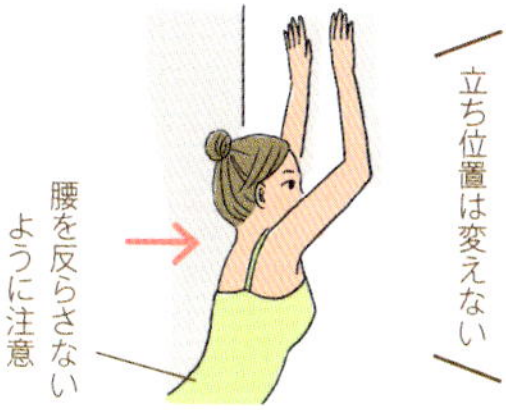
腰を反らさない
ように注意
立ち位置は変えない

❶ 壁から20cm程度離れて立ち、両手を壁につける。

❷ 息を吐きながら、ひじと腕を壁につける。肩甲骨周辺を10秒ほど伸ばし、息を吸いながら①に戻る。3～5回繰り返す。

寝る前10分★骨盤ゆがみトリ

３つのステップで骨盤のゆがみを正し、腰の負担を和らげましょう。

ステップ❶　ひざ引き寄せ　腰の筋肉をゆるめ、血行をよくします。

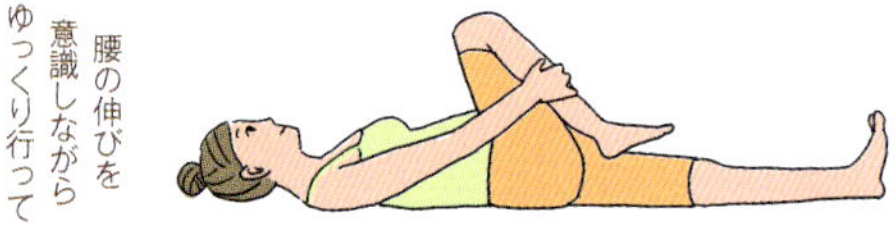
腰の伸びを
意識しながら
ゆっくり行って

❶ 仰向けに寝て、右ひざを両手でしっかりと抱えて息を吸う。

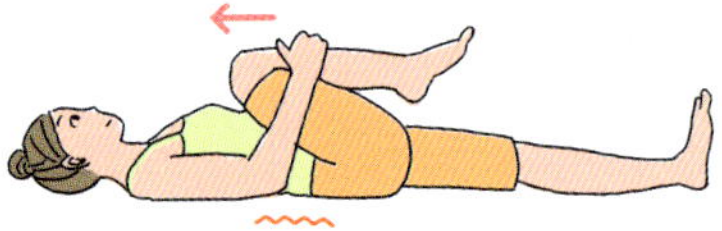

❷ 息を吐きながら胸の方へひざを引き寄せ、息を吸いながら腕の力をゆるめる。３セット行い、反対側も行う。

ステップ❷　お尻歩き　骨盤付近の筋肉を引き締めます。冷え性、むくみ、ぽっこりお腹にも効果的。

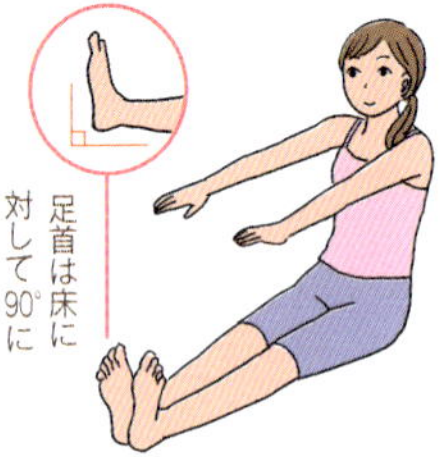
足首は床に
対して90°に

❶ 背筋を伸ばして座り、腕を水平に前に出す。ひざの裏はぴったり床につける。

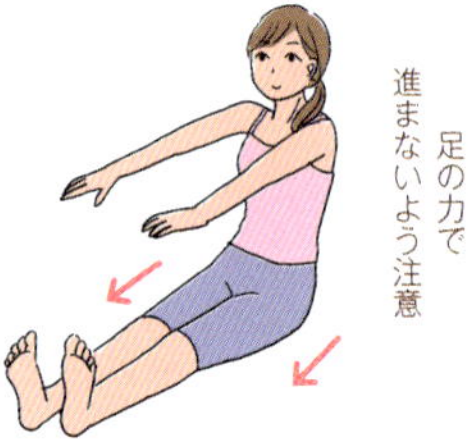
足の力で
進まないよう注意

❷ その姿勢でお尻を左右交互に上げて歩く。1m 進んだら後進でもとの位置へ。3セット行う。

ステップ❸　ひざねじり

腰に溜まった痛みやこりをほぐし、日中のゆがみをリセット。

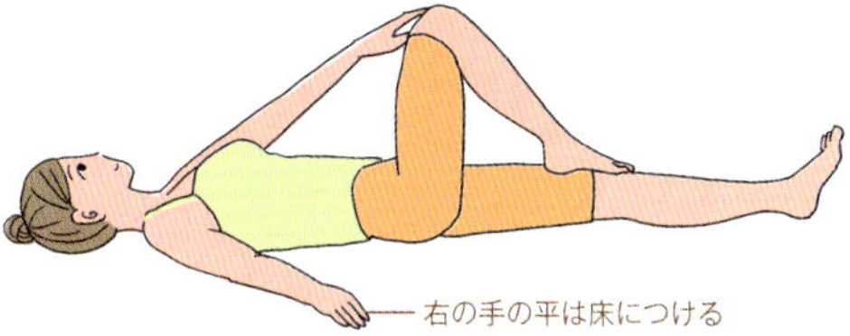
右の手の平は床につける

❶ 右足を曲げて左ひざの上に乗せ、左手を右ひざに当てる。
右腕は体から少し離した位置に置く。

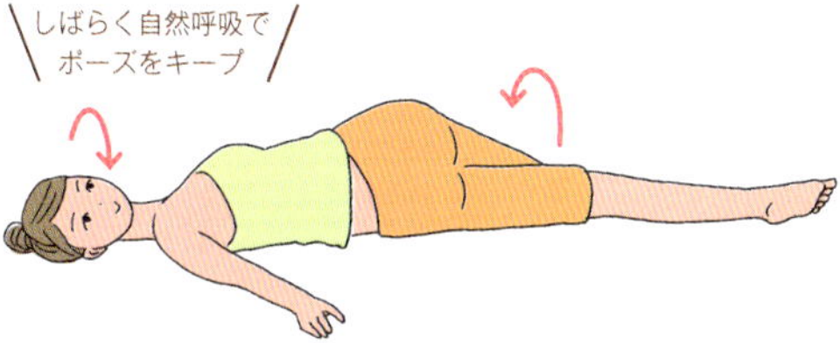
しばらく自然呼吸で
ポーズをキープ

❷ 息を吸い、吐きながらゆっくり右ひざを左へ倒す。
右ひざが床に近づいたら顔と上半身を反対側へ向ける。

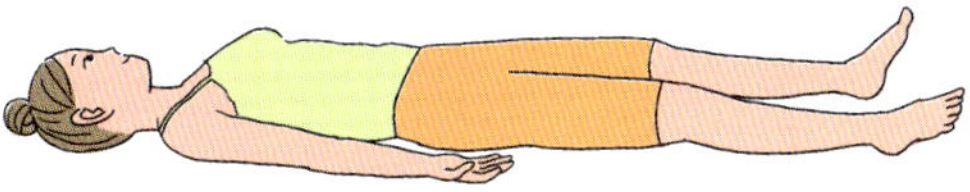

❸ 息を吸いながら①のポーズに戻り、吐きながら右足を下ろす。
反対の足も同様に行い、最後は仰向けでリラックス。

頭痛

頭痛のタイプは2種類　症状に合った対策を

女性に多くみられる頭痛は、大きく分けて「片頭痛」と「緊張型頭痛」の2種類。片頭痛は普段の生活の中で頭痛を誘発する要因を避けるように心がけて。緊張型頭痛の多くは、体のゆがみが原因なので、日々のストレッチが有効です。どちらも症状が長く続く場合は、病院で診療を受けましょう。

片頭痛とは？

症状

こめかみや頭の片側、もしくは両側が痛む。うつむいたり頭を動かすと痛みが増す。

原因と予防法

外部刺激（気圧、匂いなど）に過敏に反応し、脳の血管が拡張して起こる。人ごみや音、匂いの強い場所はできるだけ避けるのがベター。

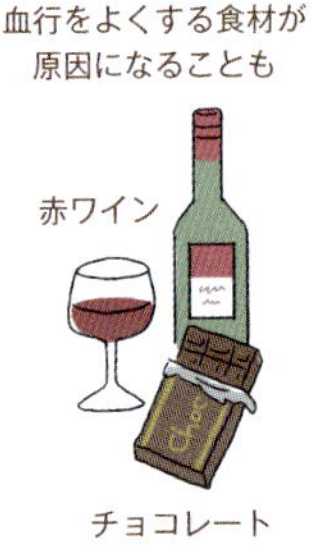
血行をよくする食材が
原因になることも
赤ワイン
チョコレート

緊張型頭痛とは？

症状

後頭部や側頭部が締めつけられるように痛む。めまいの症状を伴うことも。

原因と予防法

悪い姿勢や肩・首のこりで血流が悪くなると起こる。休憩をとり、肩・首こり解消（→P22〜）を心がける。

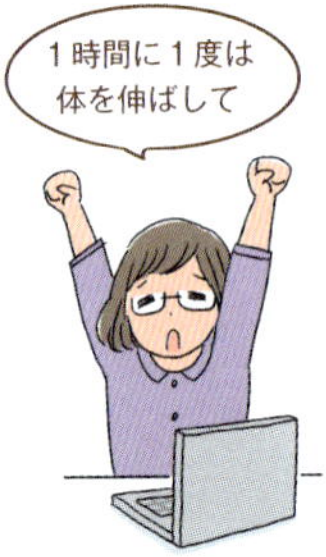
1時間に1度は
体を伸ばして

片頭痛に効く呼吸法

音の振動で体を内側からリラックスさせ、症状の緩和につなげます。

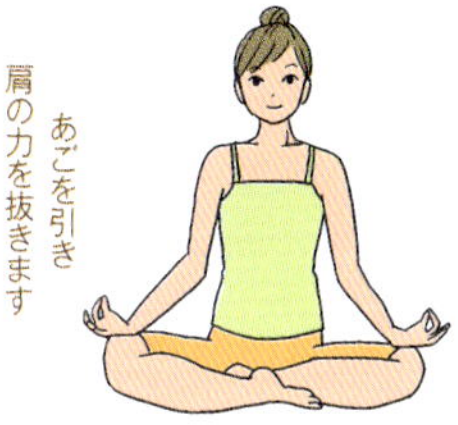

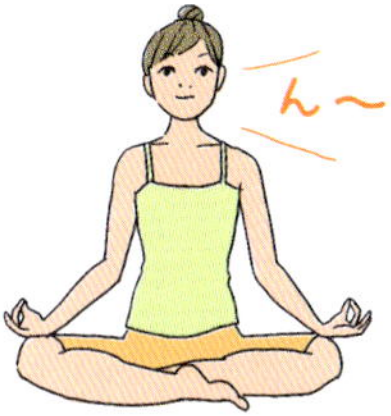

❶ 背筋、腰を伸ばして足を前に組む。手は親指と人差し指で輪をつくり、ひざのあたりに軽く乗せる。

❷ 口を閉じ、鼻から息を吸う。8秒ほどかけて吐きながら、鼻の奥から「んー」という音を出し、体全体に響かせる。

緊張型頭痛に効く呼吸法

深い呼吸で脳に酸素を送り、息を吐く際に頭の緊張をほぐします。

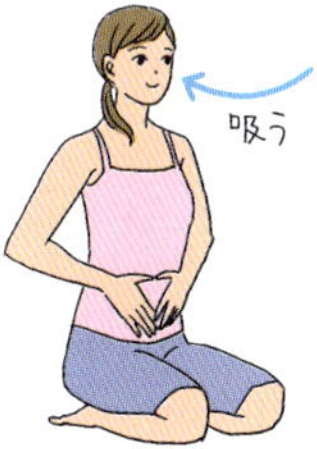

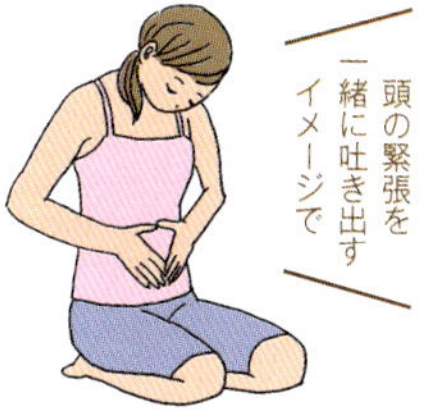

❶ 両手をお腹に当てて正座し、肩の力を抜きあごを引く。鼻から息を吸ってお腹を膨らませる。

❷ ゆっくりお腹をへこませながら鼻から長く息を吐く。呼吸を数回繰り返したら、軽く頭を下げてリラックス。

目の疲れ

目の疲れと肩こりはゆがみからくる悪循環

猫背は後頭部への血流を悪くし、目の疲れを引き起こします。また目の疲れは肩や首のこり、頭痛の原因に。目をホットタオルで温めたり、ストレッチなどで血流をよくして疲れをとりましょう。皮膚がつながっている頭のマッサージも効果的です。充血した際は、目の周囲を冷やすことで症状を抑えられます。

ドライアイの予防

集中してパソコン画面を見続けているときなどに起こるドライアイも、疲れ目や充血の原因に。目を休ませたり、意識的にまばたきの回数を増やしましょう。また、室内の乾燥にも注意。加湿器や水の入ったコップをデスク周りに置いて湿度の調節を。

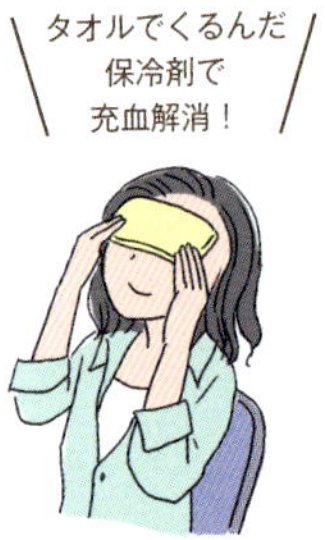

目薬選びのポイント

目の症状に必要な成分が含まれているものを選んで。

目の疲れ

ビタミンB_{12}（ピント調整機能の改善）やビタミンA（視覚機能をサポート）配合のものがおすすめ。

ドライアイ

角膜保護成分、潤い成分、ミネラルなど、涙に含まれる成分配合のものが◎。ドライアイを刺激しないよう防腐剤なしのものを。

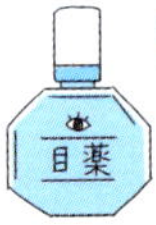

疲れ目に効くツボ

一ヵ所を数回軽く押して。眼球を強く押したり、目をこするのはNG。

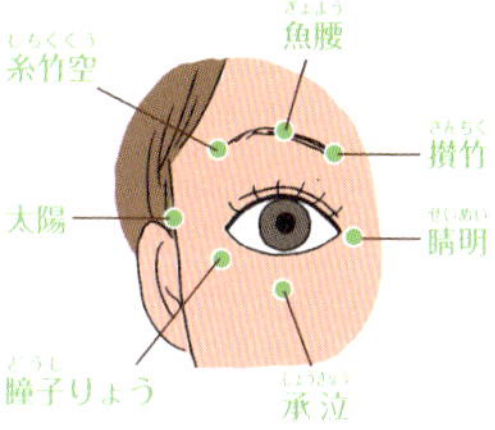

目頭を2～3秒押すのを繰り返すだけでも、疲れを和らげる効果があります。

目のストレッチ

パソコンを使う仕事の人は30分に1回行うのがおすすめ。老眼の予防にもなります。

❶ 両目をぎゅっと閉じて、パッと開く。これを5回繰り返す。

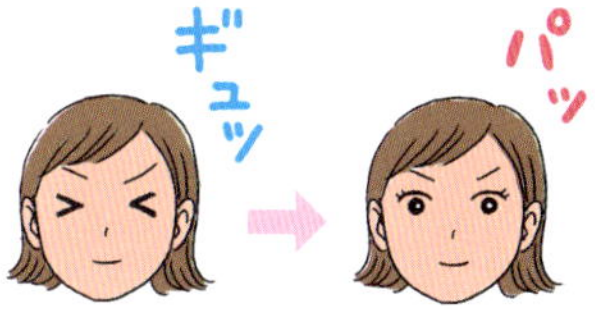

❷ 眼球を左右、上下に動かし、最後に円を描くようにぐるっと回す。これを2～3回繰り返す。

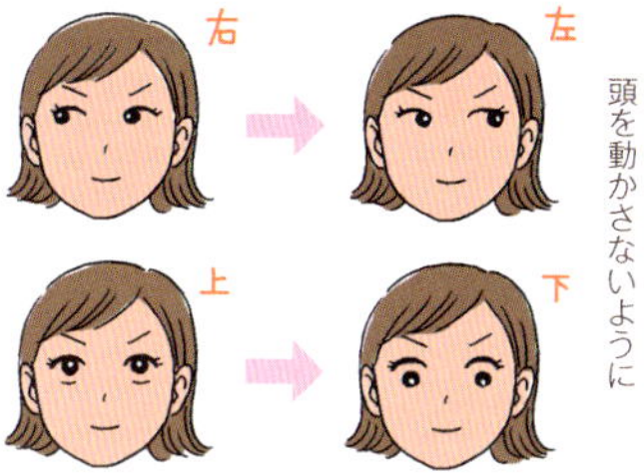

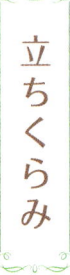

立ちくらみ

血行促進、低血圧ケアで立ちくらみを改善

めまいの一種である立ちくらみは、主に自律神経の乱れや低血圧、貧血などによる脳への血流不足で起こります。さらに体のゆがみや姿勢の悪さから血流が滞っている場合も。規則正しい生活で自律神経を安定させ、鉄分を多く含むレバーやあさり、納豆をとって貧血予防を心がけるなど、立ちくらみの要因をつくらないようにしましょう。

自律神経の働き

立ったり座ったりするときに血圧を調整するのが自律神経。この働きが弱くなると、動作の直後に血圧がうまく上がらず、立ちくらみが起こります。朝起きるときやお風呂から出るときなども一気に動かず、ひと呼吸おいてゆっくり動きましょう。

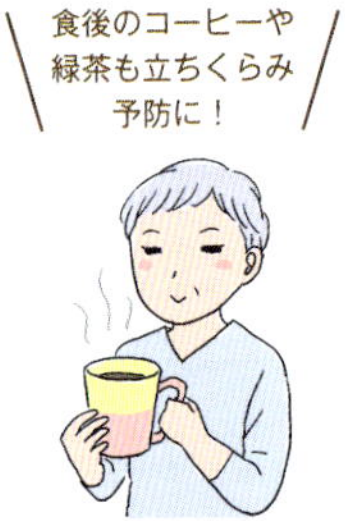
食後のコーヒーや
緑茶も立ちくらみ
予防に！

低血圧とつき合うには

低血圧も立ちくらみの原因のひとつ。低血圧の人は疲れやすいので、塩分やクエン酸など疲労回復効果のある食材をとり入れて。また、血液量のアップのために1日1.5～2ℓを目安にしっかり水分補給を。

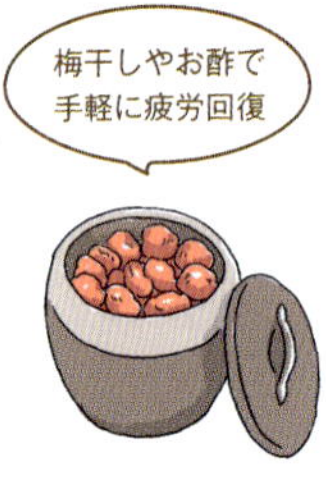
梅干しやお酢で
手軽に疲労回復

立ちくらみ予防ストレッチ

背骨全体をゆるめて、肩や首の血流を促しましょう。

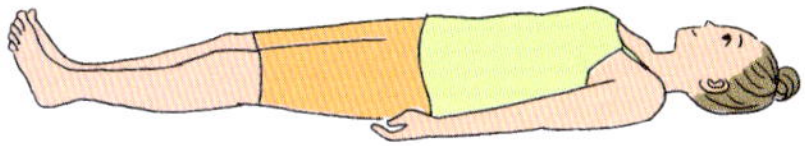

① 仰向けに寝て、手足の力を抜く。

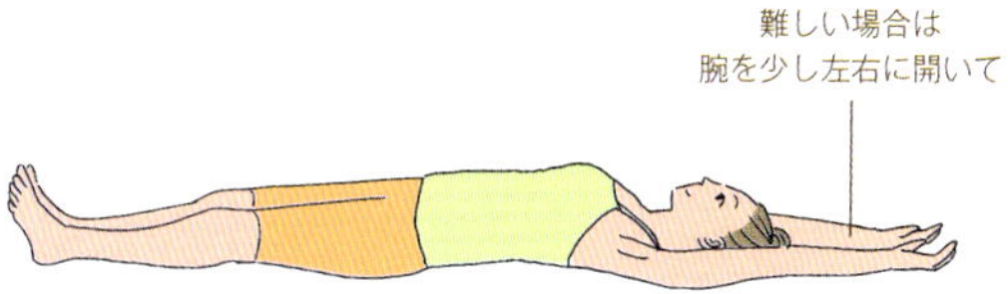

② 伸ばした腕を頭の方へ上げ、床につける。

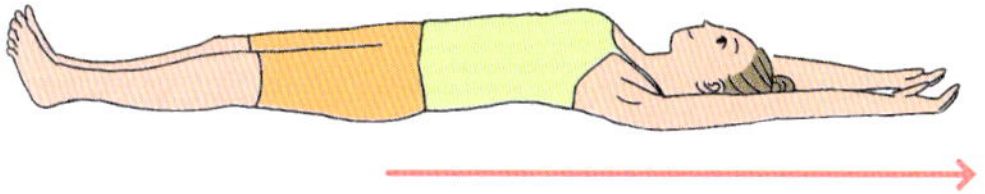

③ 骨盤を動かさないよう、指先方向へ体を10秒伸ばす。

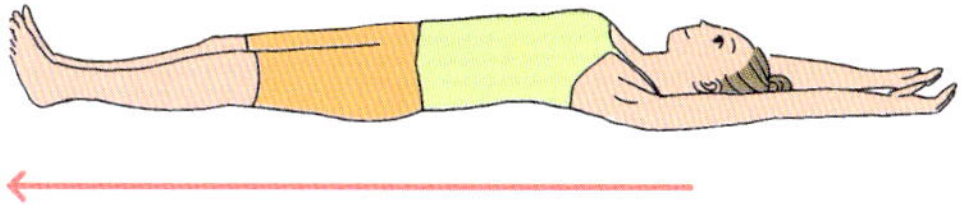

④ 首から肩を動かさないよう、かかとの方向へ体を10秒伸ばし、
一気に力をゆるめる。③と④を数セット繰り返す。

あなたの姿勢大丈夫？

姿勢のタイプによって、招く症状は様々。自分の姿勢と症状をチェックしてみましょう。

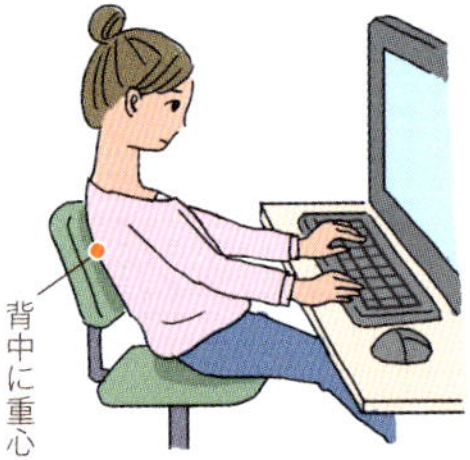
背中に重心

社長座り

背中に重心があり、腰が丸まっている状態。腰痛や肩こり、ストレートネック（→ P26）の原因に。

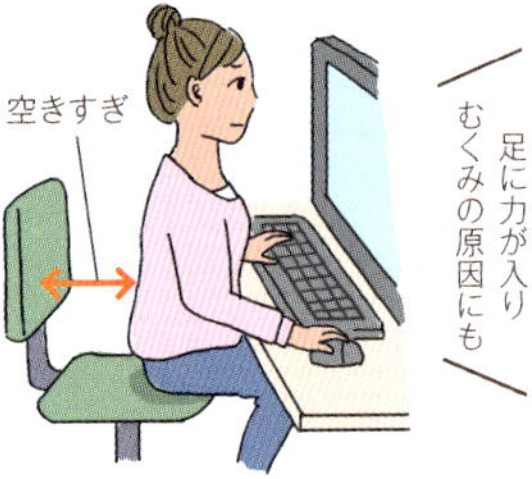
空きすぎ
足に力が入り
むくみの原因にも

ちょこっと座り

一見よい姿勢にも見えますが、浅い座りは、背中の痛みや反り腰につながります。

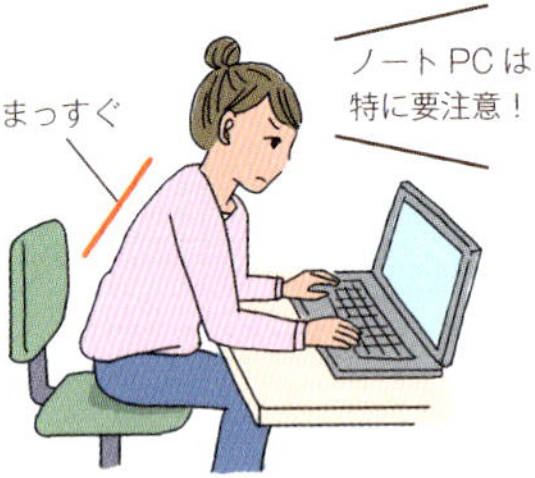
まっすぐ
ノート PC は
特に要注意！

前のめり座り

背中がまっすぐなのに前傾し、肩が上がっている状態。肩や首のこり、頭痛や腕の痛みを招きます。

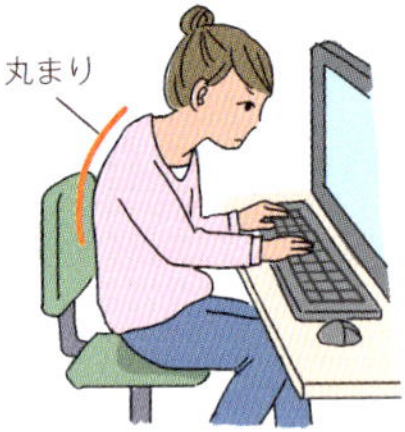
丸まり

丸まり座り

肩が前に出て背中が丸くなっている状態。内臓を圧迫し、胃腸の不調や月経痛、便秘の原因に。

パソコン操作時の正しい姿勢

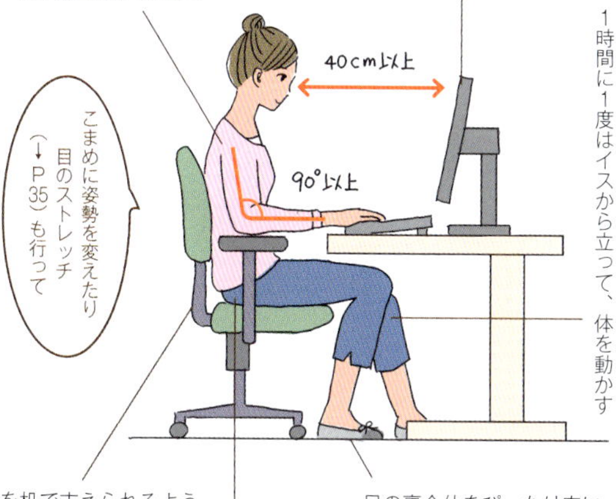
体から40cm以上離した正面にモニターを置く（ノートPCの場合もモニターがあまり低い位置にならないようにする）
二の腕とひじの角度は90°以上にする。キーボードはできるだけ近くに置く
40cm以上
90°以上
こまめに姿勢を変えたり目のストレッチ（→P35）も行って
1時間に1度はイスから立って、体を動かす
腕を机で支えられるよう、イスの高さを調節
足の裏全体をぴったり床につける（つかない場合は足置き台などを利用して）
腰がイスの背もたれに当たるよう、深く座る

NG

- あごを突き出した姿勢は首こりの原因になります
- ストレスなどで、知らず知らずのうちに歯を食いしばっていると、首の後ろが硬直し、肩や首のこりになるので注意

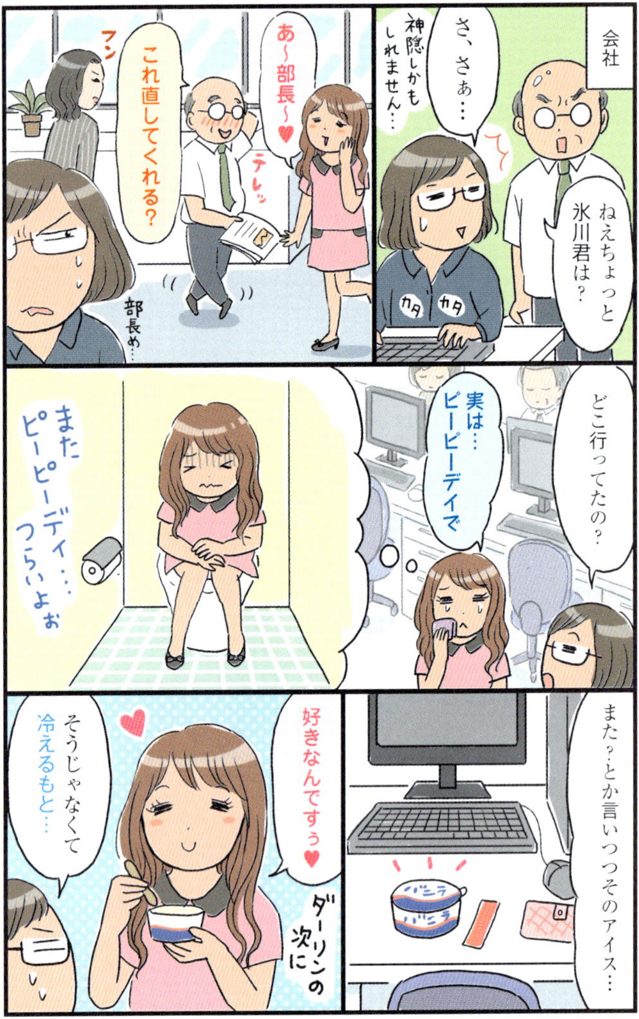

会社
ねえちょっと氷川君は？
さ、さぁ…
神隠しかもしれません…
カタカタ
あ～部長～♥
テレッ
これ直してくれる？
フン
部長め…
どこ行ってたの？
実は…ピーピーデイで
またピーピーデイ…つらいよぉ
また？とか言いつつそのアイス…
バニラ
バニラ
好きなんですぅ♥
ダーリンの次に
そうじゃなくて冷えるもと…

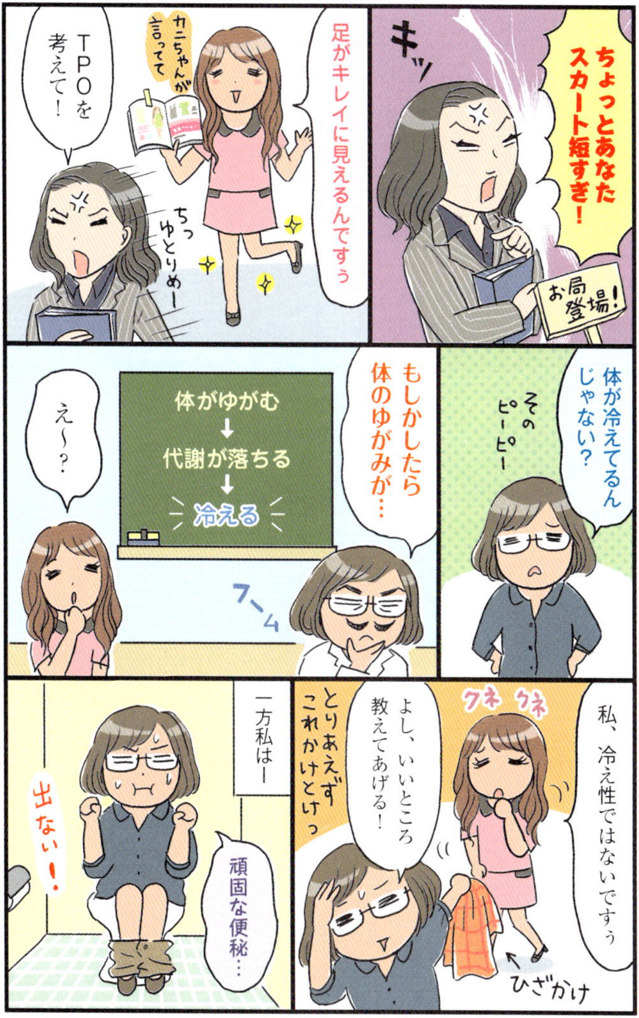
キッ
ちょっとあなたスカート短すぎ！
お局登場！
足がキレイに見えるんですぅ
カニちゃんが言ってて
TPOを考えて！
ちっ ゆとりめー
体が冷えてるんじゃない？
そのピーピー
もしかしたら体のゆがみが…
体がゆがむ
↓
代謝が落ちる
↓
冷える
フ～ム
え～？
私、冷え性ではないですぅ
クネ クネ
ひざかけ
よし、いいところ教えてあげる！
とりあえずこれかけとけっ
一方私は一
出ない！
頑固な便秘…

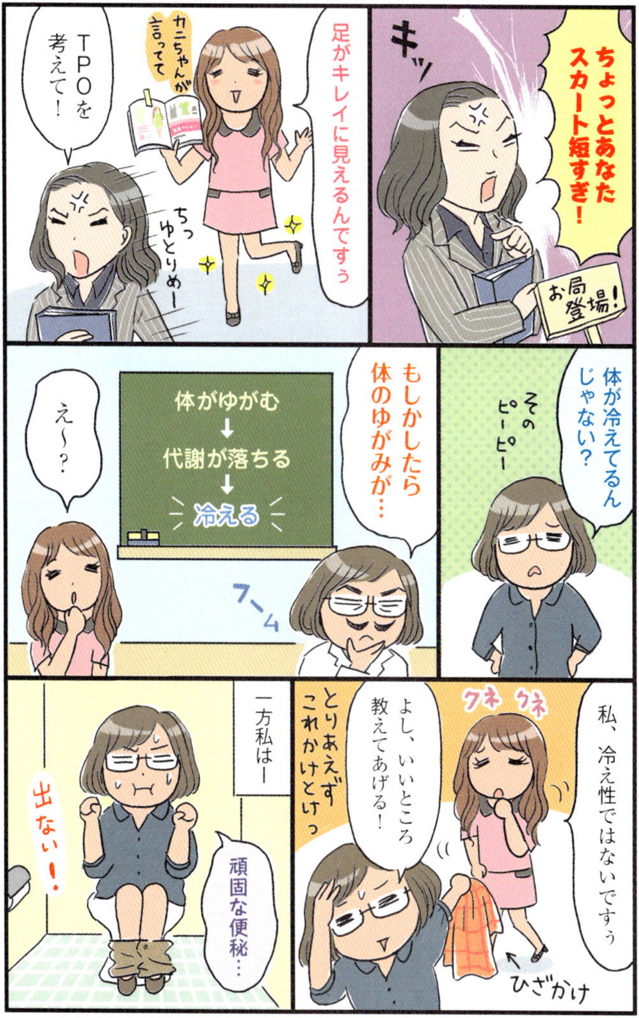

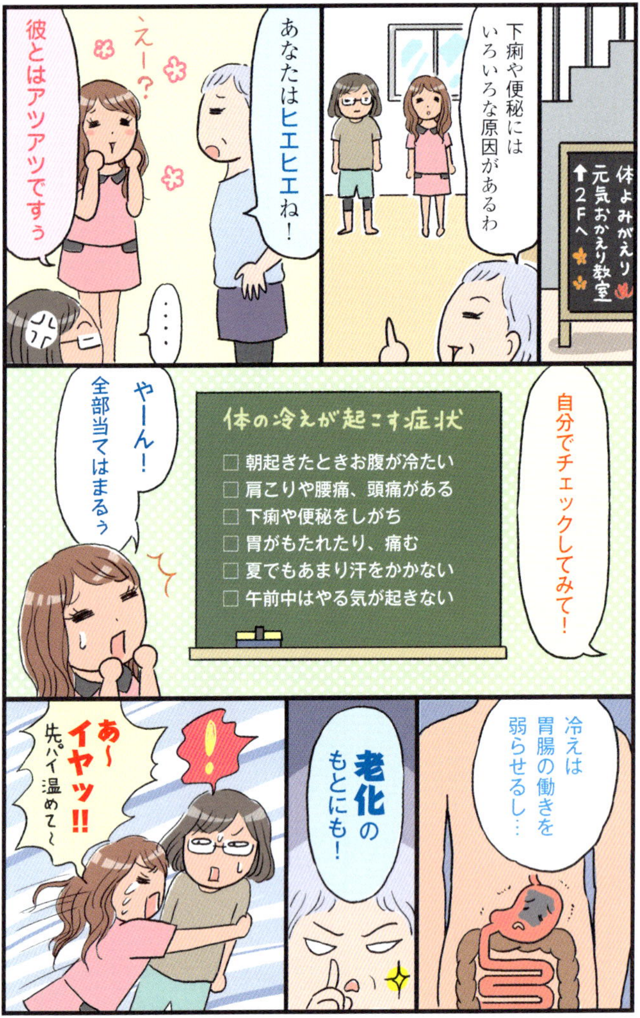

体よみがえり元気おかえり教室
↑2Fへ
下痢や便秘にはいろいろな原因があるわ
あなたはヒエヒエね!
えー?
彼とはアツアツですぅ
・・・・
自分でチェックしてみて!
体の冷えが起こす症状
□ 朝起きたときお腹が冷たい
□ 肩こりや腰痛、頭痛がある
□ 下痢や便秘をしがち
□ 胃がもたれたり、痛む
□ 夏でもあまり汗をかかない
□ 午前中はやる気が起きない
やーん!全部当てはまるぅ
冷えは胃腸の働きを弱らせるし…
老化のもとにも!
あ~イヤッ!!
先パイ温めて~

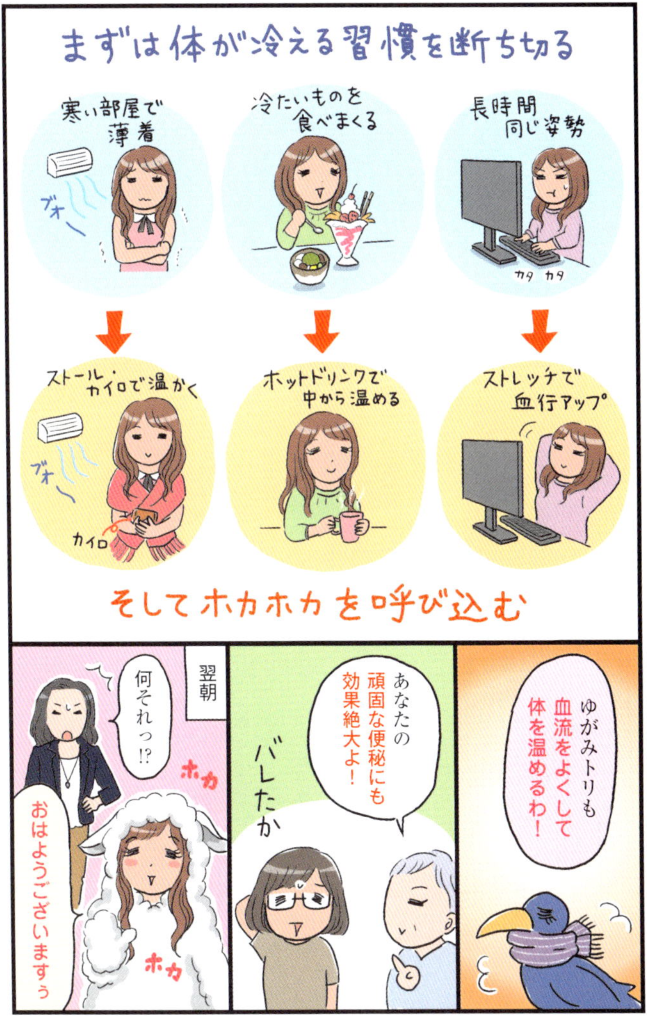

まずは体が冷える習慣を断ち切る
寒い部屋で薄着
ブォ
冷たいものを食べまくる
長時間同じ姿勢
カタ カタ
ストール・カイロで温かく
ブォ
カイロ
ホットドリンクで中から温める
ストレッチで血行アップ
そしてホカホカを呼び込む
ゆがみトリも血流をよくして体を温めるわ！
あなたの頑固な便秘にも効果絶大よ！
バレたか
翌朝
何それっ!?
ホカ
おはようございますぅ
ホカ

1章 ゆがみトリ

冷え

服や生活習慣、運動で体の内と外から温めて

血行不良による冷えは、肩こりや月経痛、生活習慣病やストレスまで、あらゆる不調を引き起こします。まずは冷えを招く生活習慣を正し、服やグッズで体を温めましょう。また、体のゆがみをとることで滞っていた血行を促進し、代謝を上げて、冷えを根本的に解消しましょう。

温め服で体を守る

下半身や腰回りが冷えやすいミニスカート、ローライズジーンズ、素肌に1枚などは避け、夏でもインナーやはおりもので体を温めましょう。お腹に加え、腰や腎臓、子宮、腸なども温めてくれる腹巻きはおすすめです。

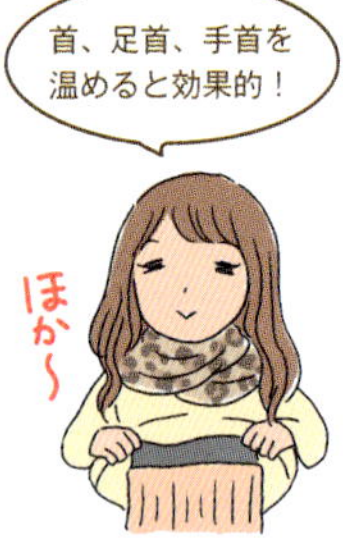
首、足首、手首を温めると効果的！
ほか〜

低体温に注意！

平熱が36℃未満の人は、体全体が冷えている低体温の状態。免疫力が低下し、病気になりやすくなるほか、肩こりや消化不良、ホルモンバランスを崩すことに。たんぱく質や鉄分を補給し、体を動かして代謝をアップさせましょう。

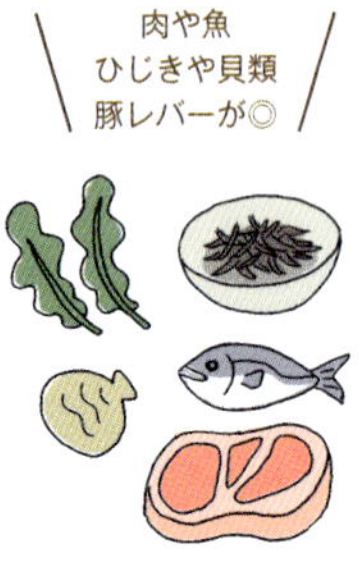
肉や魚
ひじきや貝類
豚レバーが◎

冷えトリヨガ

体の側面の筋肉を伸ばして引き締め、代謝をアップ。ねじることで腹部を刺激し、お腹のシェイプアップやゆがみトリに効果的。

❶ 両足を広げ、右足のつま先を外側へ、左足のつま先を正面に向ける。両手は水平に広げ、首を右にねじる。

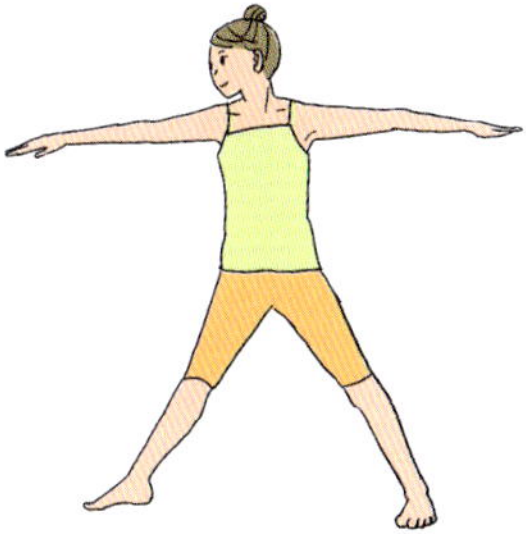

❷ 息を吐きながらゆっくりと腰から上半身を右にねじる。右手を腰に当て、上半身を右足方向へ倒し、左手は右足の外側へ。

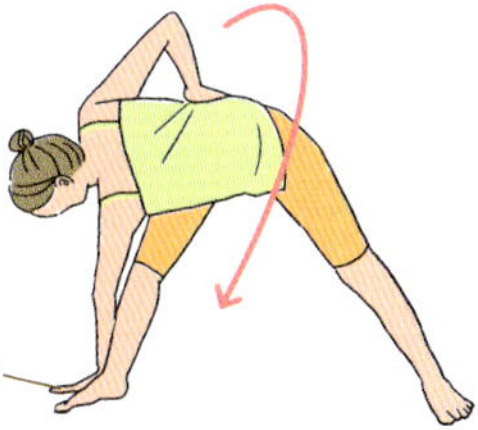

手の平は床につける

❸ 右手を上に伸ばし、上体が横を向くよう腰を右にねじる。3～5呼吸分キープし、息を吸いながら①のポーズに戻る。

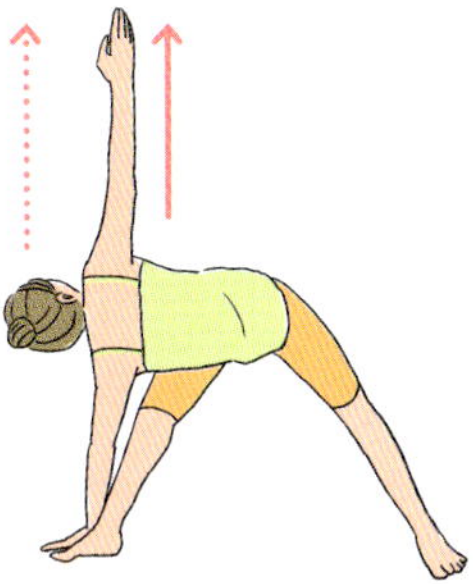

反対側も同様に行う

簡単！血行促進メソッド

同じ姿勢を続けていると、体が固まって冷えがちに。血液が届きにくい末端を刺激し、体全体を温めましょう。

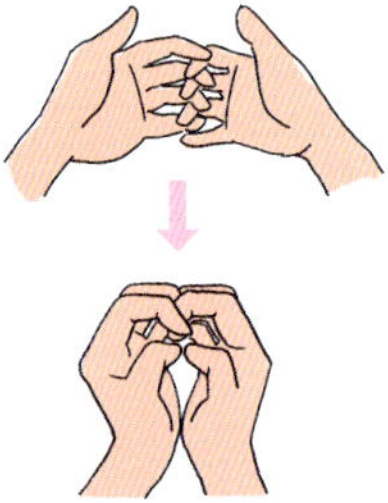

動脈と静脈が切り替わるポイントで指先を交差させる

1分間指組みでポカポカ

第一関節より指先に近いところで両手を交差させ、手を閉じて指先を刺激。1分程度続けると、血流が促進され温まります。

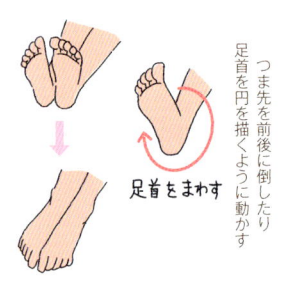

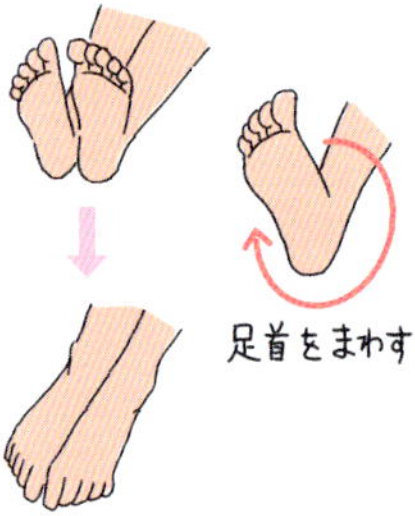

つま先を前後に倒したり足首を円を描くように動かす

足首体操で血めぐりアップ

足関節が動かない状態は冷え性のもと。関節を伸ばしたりほぐすことで予防、改善しましょう。

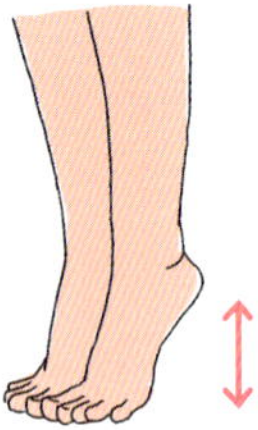

立って行っても座って行ってもOK

ふくらはぎのポンプ力アップ

血液を心臓へ送り返すポンプ役のふくらはぎ。かかとを上げ下げすることで筋力を鍛え、血流をよくします。

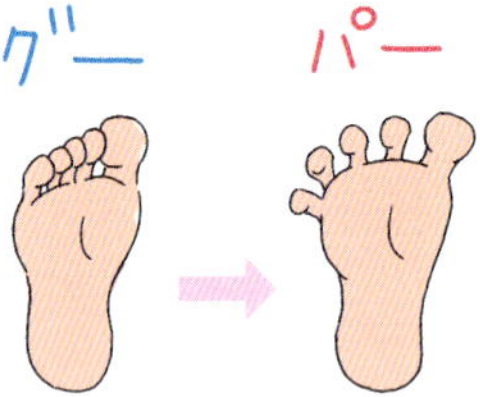

足指ジャンケンであったか足

足の指を大きくゆっくりと開く動作と、思いっきり閉じる動作を繰り返し、つま先を温めましょう。

カイロや湯たんぽでポカポカ生活

定番ものから電気で温めるタイプまで様々な種類がある温めグッズ。使いやすさやTPOで選びましょう。炎症のある箇所は温めないよう注意。

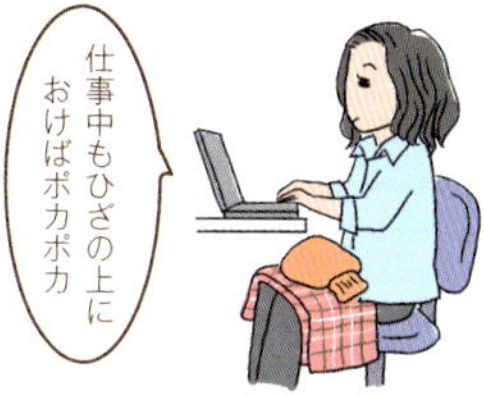
仕事中もひざの上に
おけばポカポカ

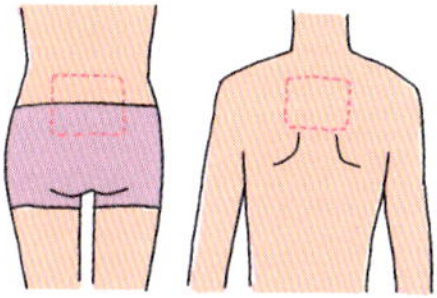
カイロは素肌に
貼らないように

湯たんぽは持続性あり

長時間温かさを保つ湯たんぽはオフィスでも活躍。また、寝る前に布団に入れておくのも◎。

カイロは貼る位置がポイント

尾骨の上の仙骨周辺に貼ると自律神経の調整に効果的。肩甲骨の間に貼ると風邪予防になります。

低温やけどは皮膚の深部まで深刻なダメージを与えます。製品の注意表示をよく読み、十分に気をつけて使用してください。

体を温める食べ物

食材には「陰」「陽」の性質があります。体を温める陽の食材で体の芯から冷えトリを。陰の食材は体を冷やすのでとりすぎには注意。

陽	鶏肉、小魚、ねぎ、玉ねぎ、根菜類、豆類、もち米、番茶、発酵食品（味噌、漬物）
陰	白いパン・白砂糖などの精製されたもの、夏野菜、南国のフルーツ（バナナやパイナップルなど）、カフェインを含む飲み物（コーヒーや紅茶など）

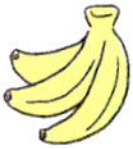

加熱したり、薬味やスパイス類を使う調理法も体を温めるのに効果的です。

体温めバスタイム術

日常生活の中で、無理なく冷えを改善できるのが入浴。体を芯から温める入浴法を実践し、日々の不調も撃退しましょう。

半身浴

心臓への負担が少なく、絶大な温め効果あり。多量の汗をかくため水毒（余分な水分が体外に排出されない状態）も改善されます。

やり方

40℃前後の湯をみぞおちの高さまでため、20～30分つかる。

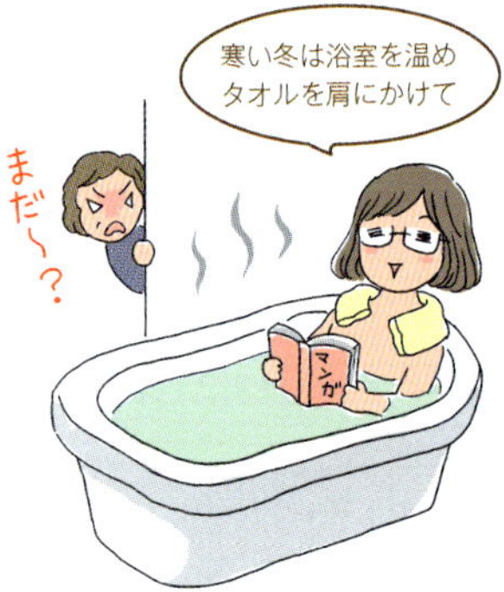
寒い冬は浴室を温め
タオルを肩にかけて
まだ〜？
マンガ

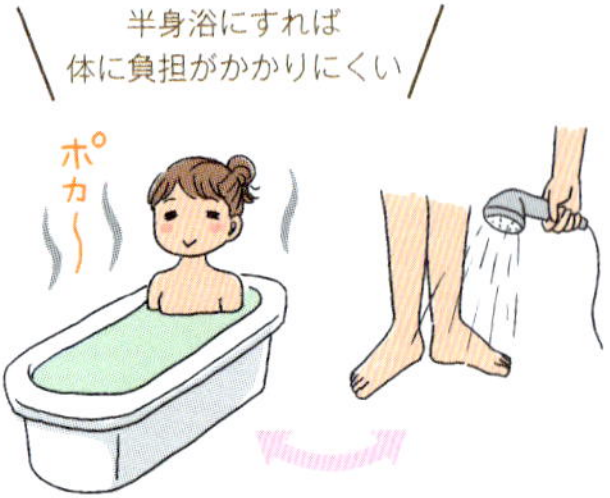
半身浴にすれば
体に負担がかかりにくい
ポカ〜

温冷交代浴

温まってから冷たい水を浴びることで血管を収縮させ、体内に熱を閉じ込めて保温効果を高めます。頑固な冷えにおすすめ。

やり方

1. 40℃前後の湯に約3分つかる。
2. 冷水を手や足に30秒～1分ほどかける。
3. ①と②を5回ほど繰り返す。

温冷交代浴は刺激が強いので、体調のよいときに行うのがおすすめです。高血圧や心臓・循環器系に持病のある方は主治医に相談の上、行ってください。

手浴＆足浴

血流の折り返しポイントである手足。温めると体全体が温まります。

やり方

1. 43℃前後の湯を洗面器に入れ、粗塩をひとつまみ加える。
2. 10～15分手足を湯につける。

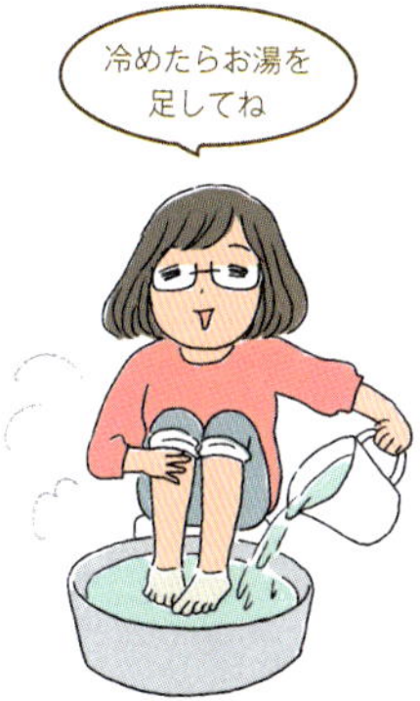
冷めたらお湯を
足してね

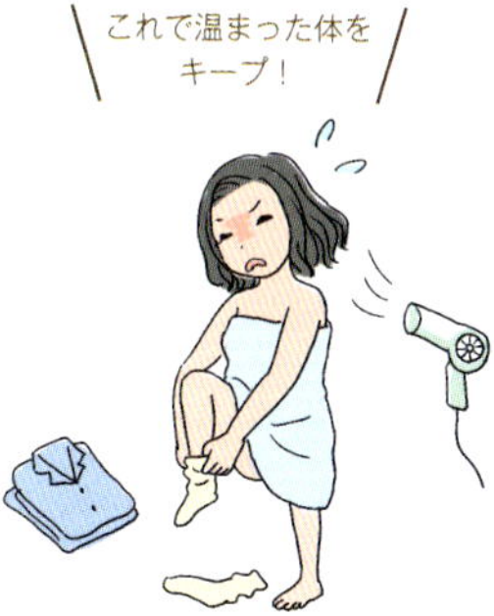
これで温まった体を
キープ！

入浴後のポイント

- すぐに服を着る（心臓から遠い部分から冷えるため、靴下から履く）
- 髪はよく乾かす
- 入浴後15～20分以内に就寝

※半身浴で汗をかいた場合は、脱水予防に水分補給をしましょう

朝、42℃以上の湯に約10分つかると、交感神経が刺激され体が目覚めます。寒い時期は入浴前後の温度差による体への負担を減らすため浴室を温めて。

下痢

冷えトリとゆがみトリで胃腸機能をアップ

下痢には過食やウイルス感染で起こる急性のものと、体の冷えやゆがみ、ストレスなどで起こる慢性のものがあります。繰り返し下痢になる場合は冷えを解消（→P44～）し、体のゆがみを整えて胃腸の働きを正常に戻しましょう。また過大なストレスが慢性的な下痢や便秘を繰り返す過敏性腸症候群を招くことも。異常を感じたら早めに病院へ。

食でセルフケア

普段から体を冷やす食べ物（→P47）を避け、腸内環境を整えるヨーグルトや食物繊維豊富なさつまいも、バナナ、ごぼうなどを食べるようにしましょう。加えて、きちんと3度の食事をとる、空腹の状態で大量に食べないなど、食習慣も整えましょう。

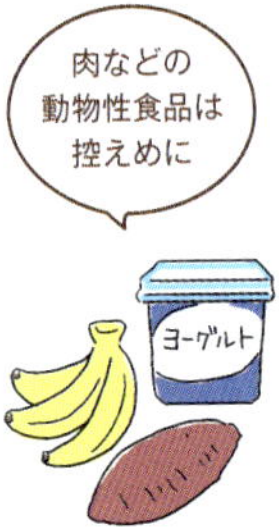
肉などの動物性食品は控えめに
ヨーグルト

下痢に効くツボ

下痢、腹痛、嘔吐など、胃腸のトラブル解消に効果的な「足三里」。6～7秒ほど強めに10回指圧しましょう。

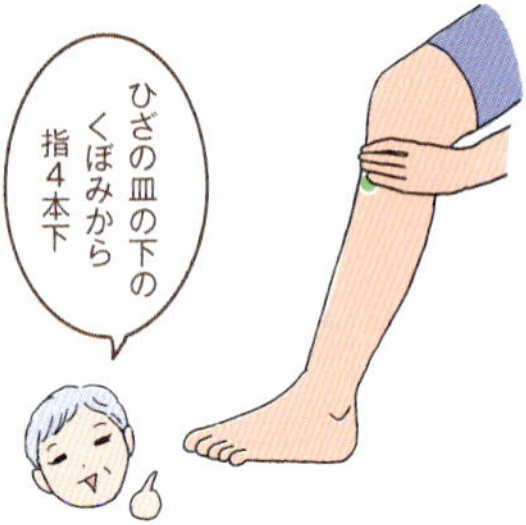
ひざの皿の下のくぼみから指4本下

下痢体質改善ヨガ

胴体を逆さにすることで、内臓に刺激を与えて血流をアップさせ、内臓機能を高めます。腸内に溜まったガスを抜く効果も。

❶ 仰向けになった状態で両足を垂直に上げる。手は自然に体を支えるように床につける。

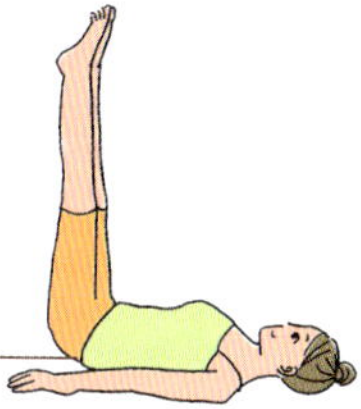
腰が浮かないよう注意

❷ 息を吐きながら、お尻を持ち上げ、両足を頭の上の方向へ持っていき、つま先を床へつける。3～5呼吸分キープ。

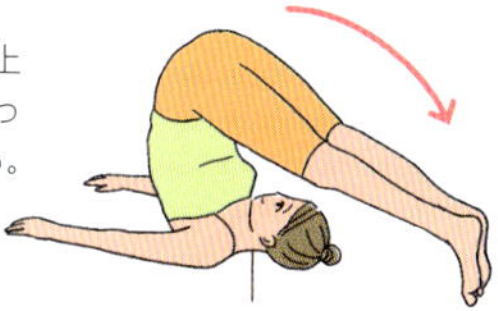
視線は真上に
首は絶対に曲げない

体が固い人

手で腰を支え、お尻を持ち上げて3～5呼吸分キープ。

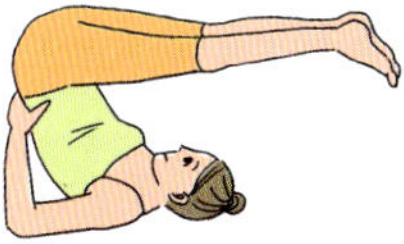

余裕のある人

床につけている手を頭の方へ伸ばす。3～5呼吸分キープ。

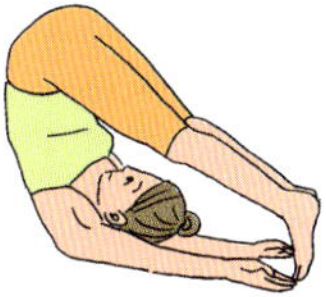

腰を前傾に曲げると痛い人は、P62の①～②がおすすめ。

※下痢の最中は運動を控えましょう

便秘

胃腸の働きを弱らせない生活習慣と体づくりを

慢性的な便秘は、水分や食物繊維不足、不眠やストレス、過食による胃腸疲れ、骨盤のゆがみなどで胃腸の働きが低下して起こります。規則正しい生活と骨盤ゆがみトリ（→P30、31）、腸に刺激を与える運動で解消へ。また、朝起きたときに水を1杯飲むと腸に刺激を与え、排便を促します。

正しい排便ポーズ

肛門に余分な力が入らず、スムーズに排便できる姿勢を保ちましょう。

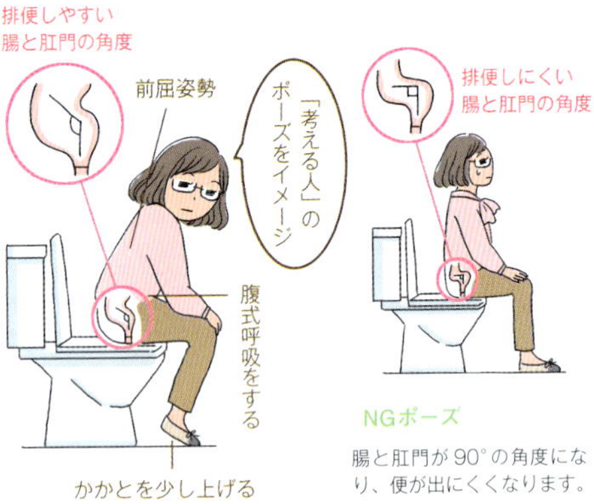

排便しやすい
腸と肛門の角度
前屈姿勢
「考える人」のポーズをイメージ
腹式呼吸をする
かかとを少し上げる
排便しにくい
腸と肛門の角度

NGポーズ

腸と肛門が90°の角度になり、便が出にくくなります。

いきむことを繰り返すと、便秘がひどくなることも。3分座って出なければ、一旦引き上げましょう。

便秘解消ヨガ

足を上げてねじることで腸や肝臓の働きがアップし、老廃物を排出する力が高まります。

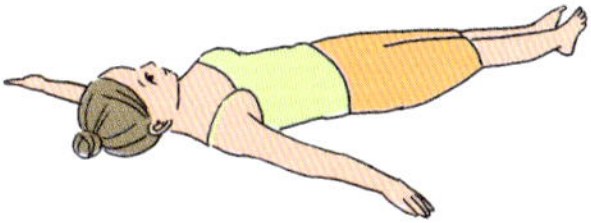

❶ 両足をそろえて仰向けに寝る。両腕を左右に広げ、手の平を床につける。

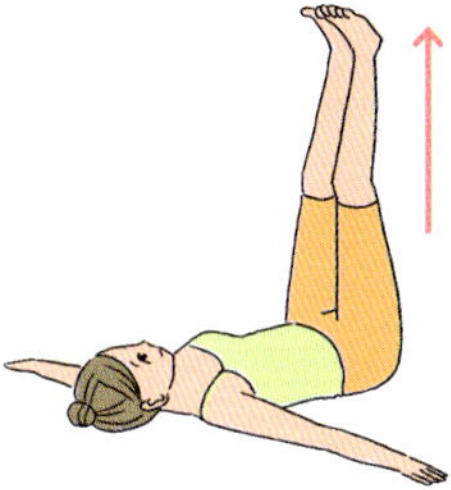

❷ 息を吸いながら両足を床と垂直になる角度まで上げ、かかとを天井に向かってつき出す。

3セット目は
足を下ろした際に10秒呼吸

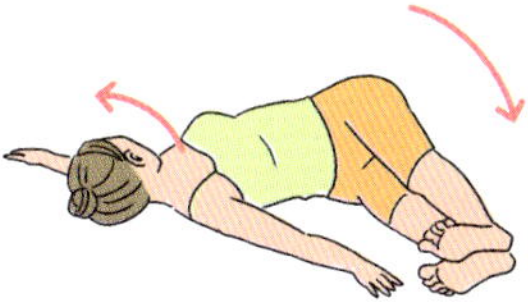

❸ 息を吐きながら足を右側に倒し、顔は左側に向ける。息を吸いながら足を垂直に戻し、反対側も繰り返す。3セット行う。

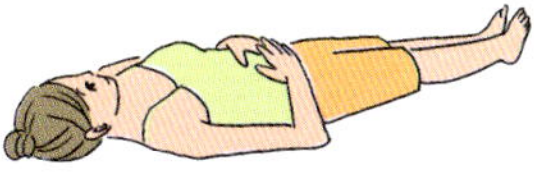

❹ ゆっくりと足を下ろし、お腹に手を当ててリラックスする。

胃もたれ

胃の機能を高める運動でもたれにくい胃をつくる

食べたものと胃酸を混ぜて消化し、小腸に送り出す胃。不規則な生活やストレス、過食で胃の機能が低下すると消化不良を起こし、胃もたれになります。また、姿勢の悪さが胃の位置を下げ、働きをダウンさせることも。胃の働きには個人差があり、胃下垂の人は活発でない傾向が。腹筋を鍛えて胃を引き上げ、もたれにくい胃にしましょう。

胃を強くするヨガ

内臓を正しい位置に戻し、胃腸機能を整えます。

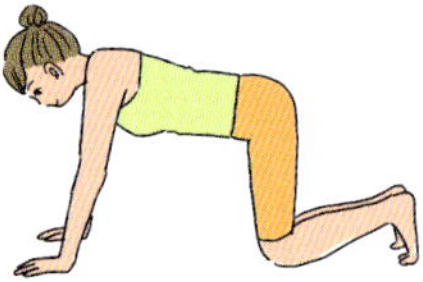

❶ 四つんばいの姿勢になり､手を肩幅､足を腰幅に広げる。手の平を広げ、つま先を立てる。

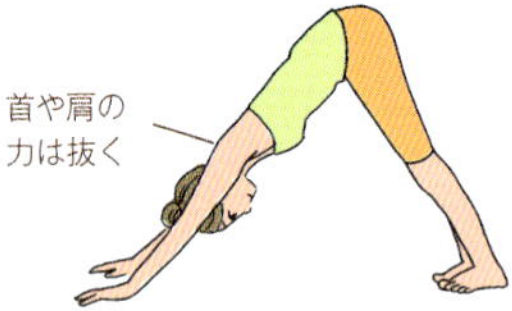

❷ 息を吐きながらひざを持ち上げ、腰を伸ばしながら体で三角形の形をつくる。3～5呼吸分キープ。

食後２時間は避け、１日１回行いましょう。

もたれた胃をスッキリさせるヨガ

暴飲暴食で疲れた胃腸を整えます。気分の落ち込みやPMS（→ P118）にも効果あり。腰が反らないよう気をつけて。

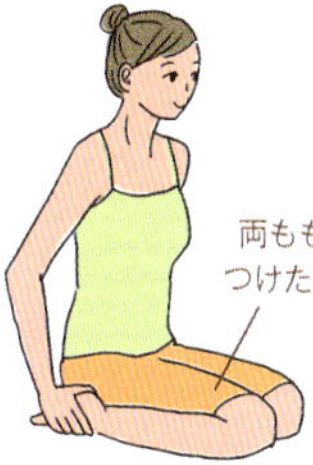
両ももは
つけたまま

❶ 正座の状態からひざ下を左右に開く。

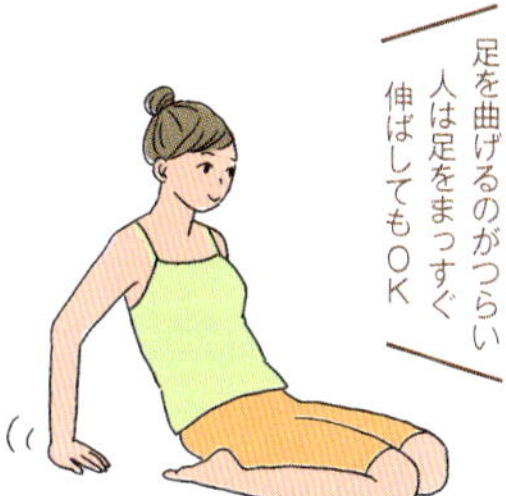
足を曲げるのがつらい
人は足をまっすぐ
伸ばしてもOK

❷ 手を床につけ、後ろへずらしながら上体を倒す。

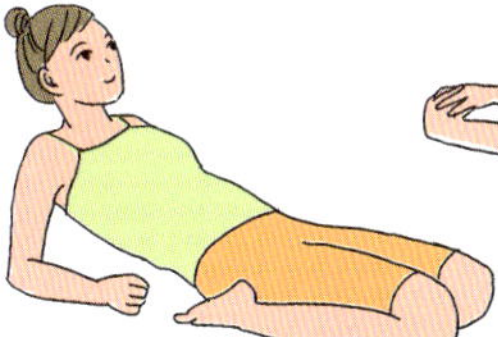

❸ ひじを床につけ、3～5呼吸分キープする。

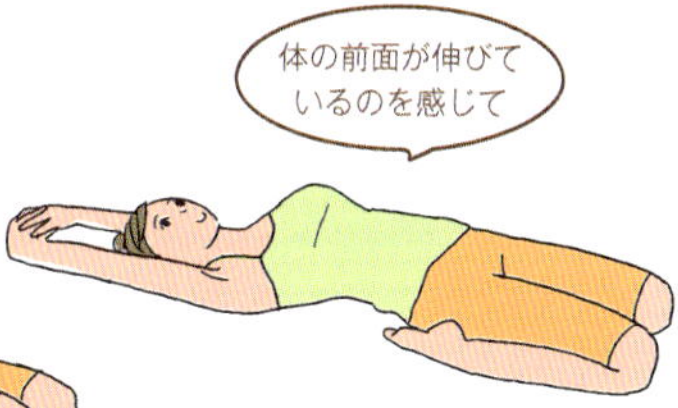
体の前面が伸びて
いるのを感じて

❹ さらに上体を倒し、手を組んで遠くへ伸ばす。足をゆっくりほどいてリラックスする。

③④で腰が反ったり、無理な姿勢になる人は②のポーズのままゆっくり呼吸しましょう。

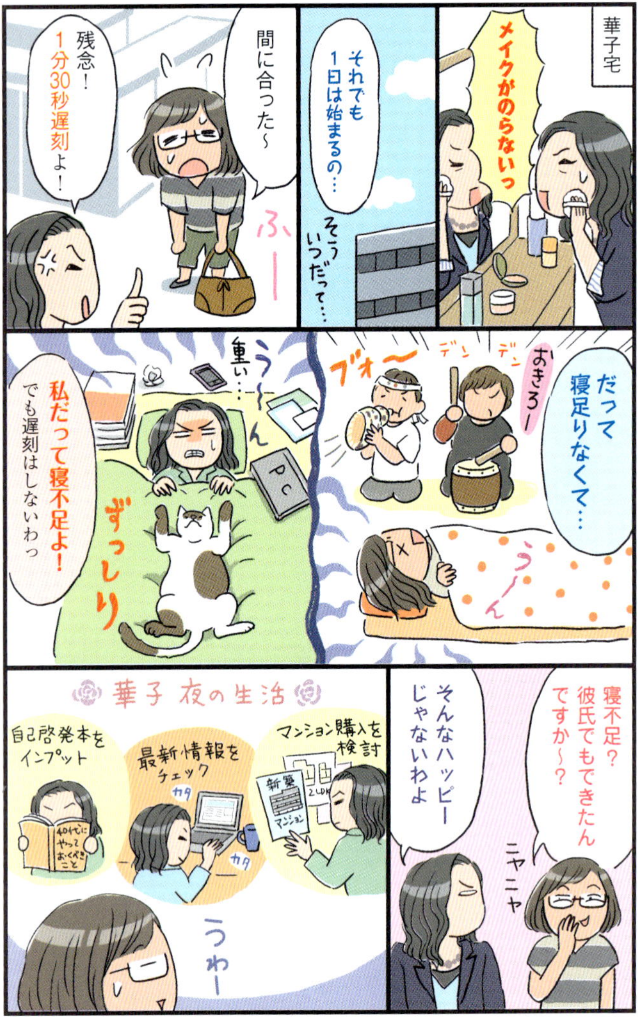
華子宅
メイクがのらないっ
それでも1日は始まるの…
そういつだって…
間に合った〜
ふー
残念！1分30秒遅刻よ！
だって寝足りなくて…
おきろー
ブォ〜
デン デン
う〜ん
重い…
う〜ん
PC
ずっしり
私だって寝不足よ！
でも遅刻はしないわっ
寝不足？彼氏でもできたんですか〜？
ニヤニヤ
そんなハッピーじゃないわよ
華子 夜の生活
マンション購入を検討
新築
2LDK
マンション
最新情報をチェック
カタ
カタ
自己啓発本をインプット
40代にやっておくべきこと
うわー

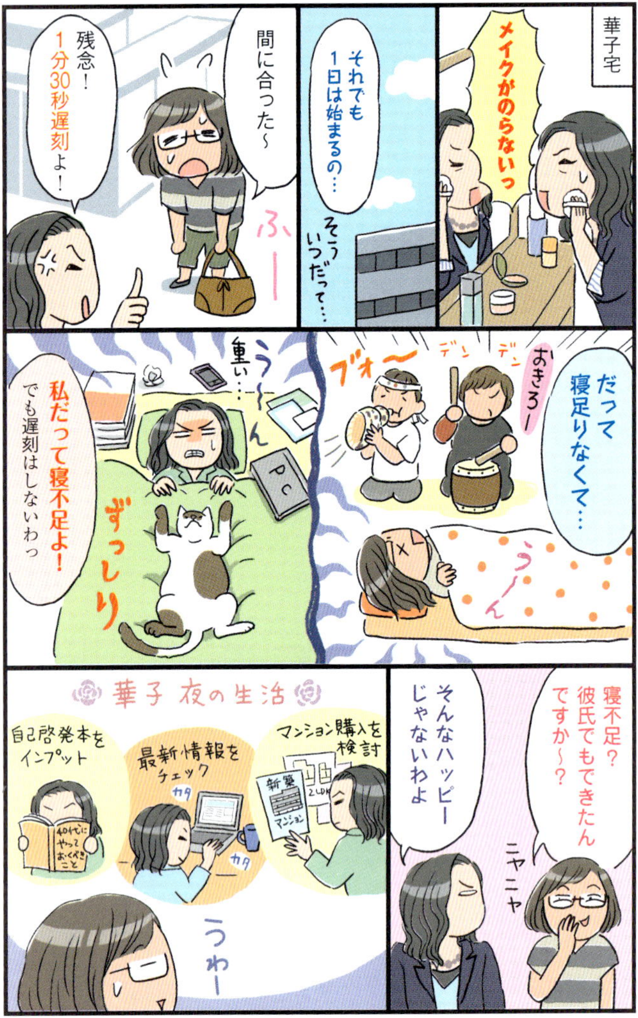

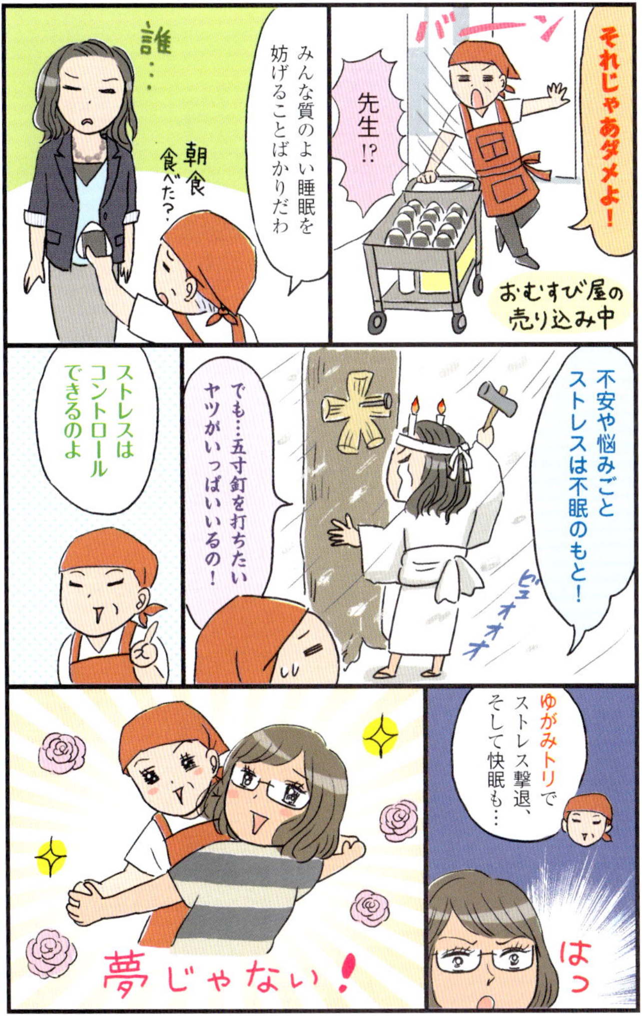
それじゃあダメよ！
バーン
先生!?
おむすび屋の売り込み中
みんな質のよい睡眠を妨げることばかりだわ
朝食食べた？
誰…
不安や悩みごとストレスは不眠のもと！
ビュオオオ
でも…五寸釘を打ちたいヤツがいっぱいいるの！
ストレスはコントロールできるのよ
ゆがみトリでストレス撃退、そして快眠も…
はっ
夢じゃない！

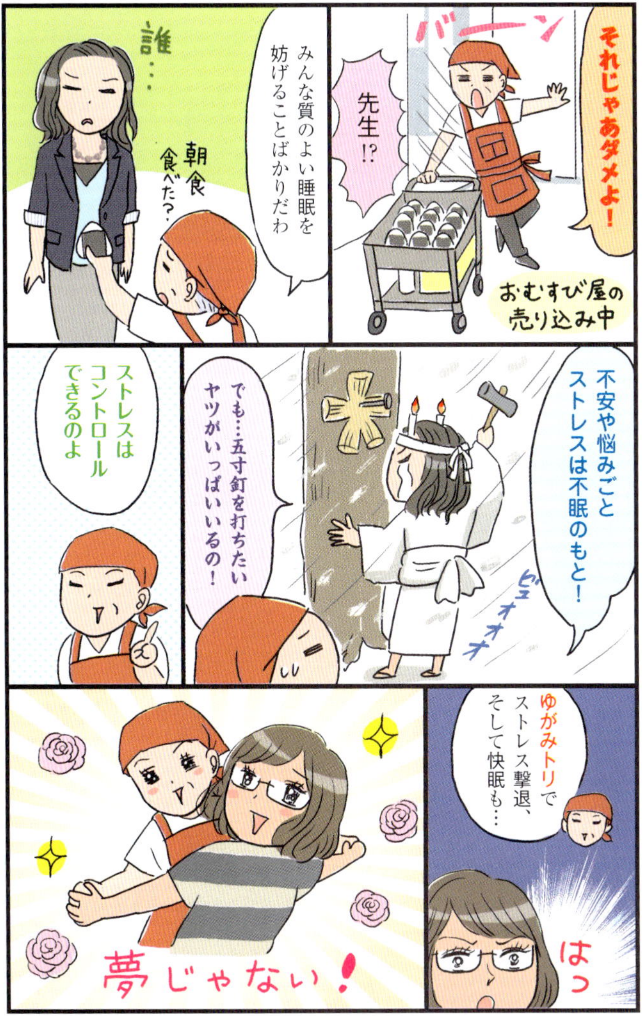

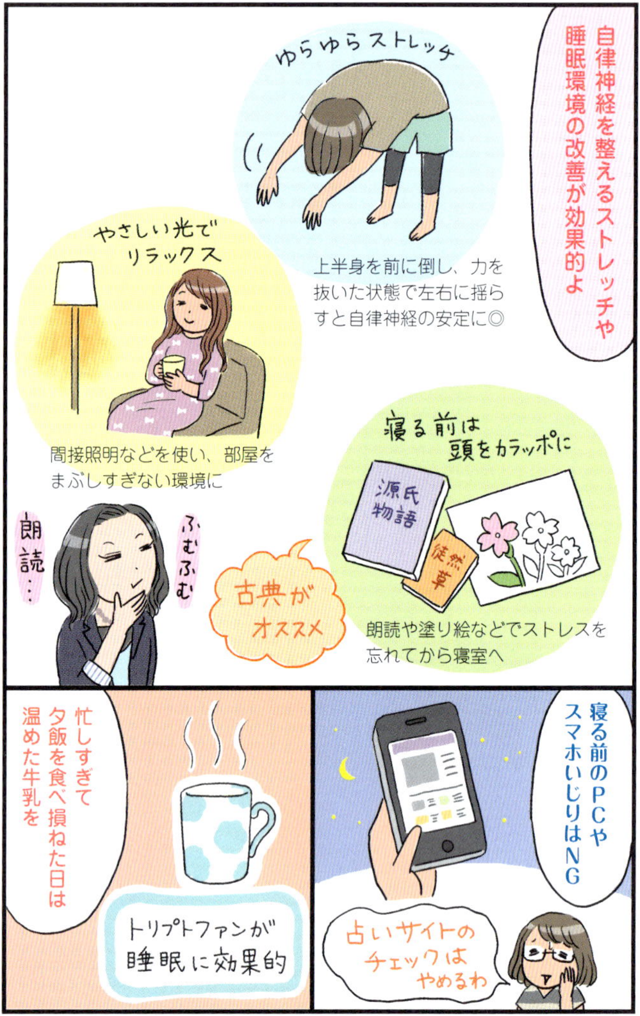

自律神経を整えるストレッチや
睡眠環境の改善が効果的よ
ゆらゆらストレッチ
上半身を前に倒し、力を
抜いた状態で左右に揺ら
すと自律神経の安定に◎
やさしい光で
リラックス
間接照明などを使い、部屋を
まぶしすぎない環境に
寝る前は
頭をカラッポに
源氏物語
徒然草
朗読や塗り絵などでストレスを
忘れてから寝室へ
ふむふむ
古典が
オススメ
朗読…
寝る前のPCや
スマホいじりはNG
占いサイトの
チェックは
やめるわ
忙しすぎて
夕飯を食べ損ねた日は
温めた牛乳を
トリプトファンが
睡眠に効果的

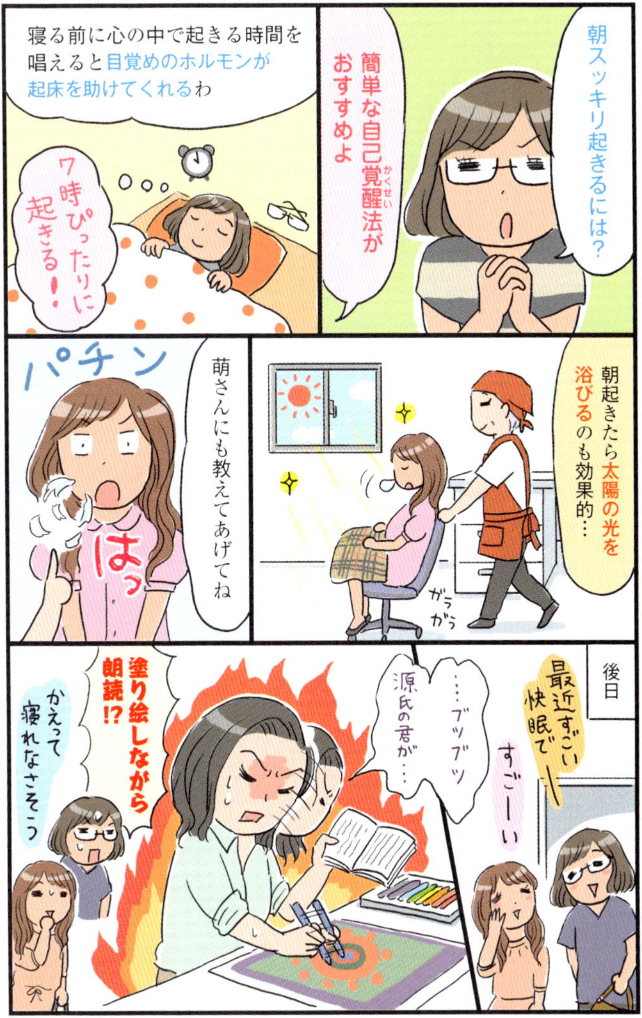
朝スッキリ起きるには？
簡単な自己覚醒《かくせい》法がおすすめよ
寝る前に心の中で起きる時間を唱えると目覚めのホルモンが起床を助けてくれるわ
7時ぴったりに起きる！
朝起きたら太陽の光を浴びるのも効果的…
ガラガラ
萌さんにも教えてあげてね
パチン
はっ
後日
最近すごい快眠で―
すごーい
…ブツブツ
源氏の君が…
塗り絵しながら朗読!?
かえって寝れなさそう

ストレス

日々の心がけと運動で溜まる前に解消！

日々の出来事はもちろん、ゆがみによる体のこわばりもストレスをつくる要因に。また、ストレスで起きる様々な不調は、さらにストレスを生み、悪循環となります。ストレスをゼロにするのは難しいですが、プチリセットする習慣と、ゆがみトリで自律神経を整え、ストレスとうまくつき合っていきましょう。

溜めない心得5カ条

1 バランスのよい食事をとる

2 適度に体を動かす

3 大声で自己解放する
カラオケや絶叫マシーンなど

4 頭を空にする時間をつくる
ゲームに熱中する、娯楽映画やお笑い番組を楽しむなど

5 ポジティブな言葉で前向きに

未来の自分へ手紙を書くと前向きに

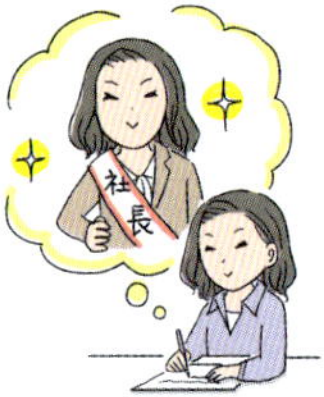

自律訓練法で安らぎを

楽な服装になり、静かな場所で仰向けかイスに座って目を閉じ、①～⑦をイメージしながら心で繰り返し唱えます。

① 気持ちが落ち着いている
② 両腕両足が重たい
③ 両腕両足が温かい
④ 心臓が静かに打っている
⑤ 楽に呼吸している
⑥ お腹が温かい
⑦ 額が心地よく涼しい

落ち着いたら手足を動かして体をほぐし、深呼吸して起きます。睡眠前ならそのまま寝てOK。

イライラに効くヨガ

顔の緊張を解きほぐし、大きな声を出すことでストレスを発散させます。顔の血行がよくなり、美肌、顔周りのシェイプアップ、頭痛緩和にも◎。

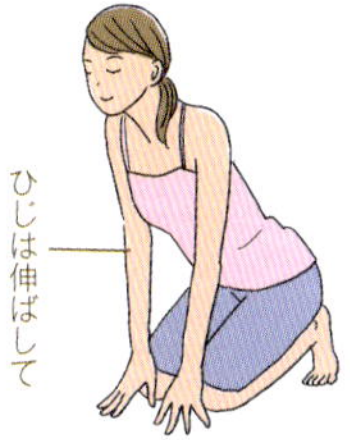

❶ 指とつま先を床に立て、お尻をかかとの上に乗せて座り、背筋をしっかり伸ばす。

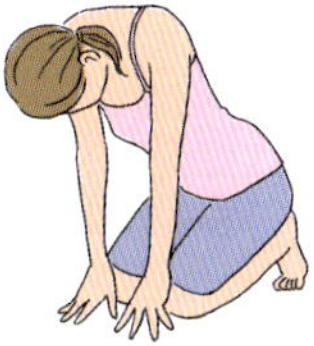

❷ 息を吐きながらあごを引き、首の力を抜いて頭を下げる。ゆっくり息を吸う。

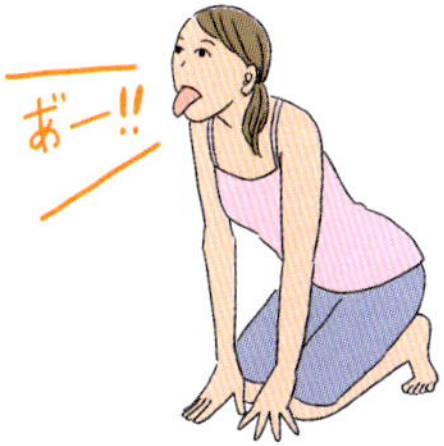

❸ 顔を上げ、目を見開いて舌を思い切り出し、お腹の底からイライラを爆発させるように叫ぶ。①〜③を3セット繰り返す。

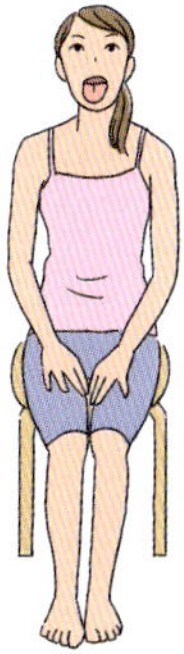

簡易バージョン

声を出さず、イスに座って行うバージョンは外出先でもOK。ただし人目は避けましょう。

自律神経を安定させるヨガ

ストレスで乱れた自律神経を安定させます。全身のこりをほぐし、肩こり、冷え性にも効果的。朝起きてすぐやると１日快適に。

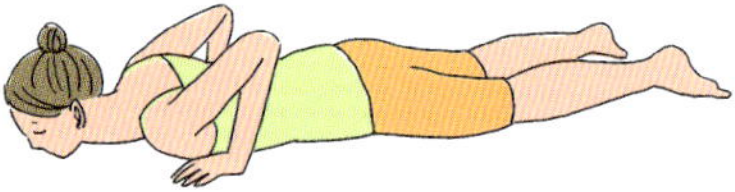

❶ 足を肩幅に広げ、手を床についてうつ伏せに。あごを床につけ、息を吐く。

❷ 息を吸いながら両腕で床を押すように立てて、上体を持ち上げる。あごを上に向け、胸を反らせる。

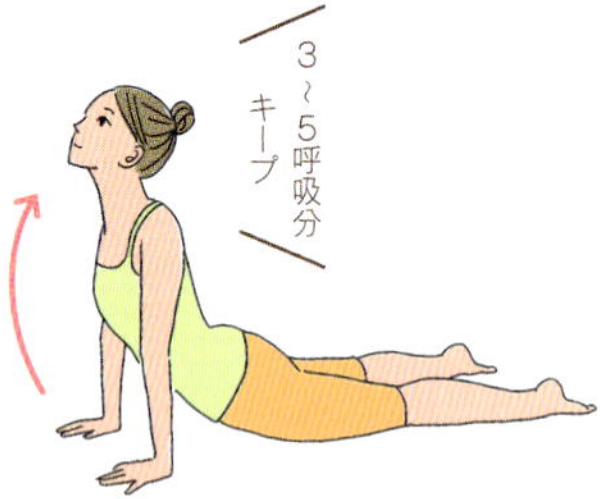

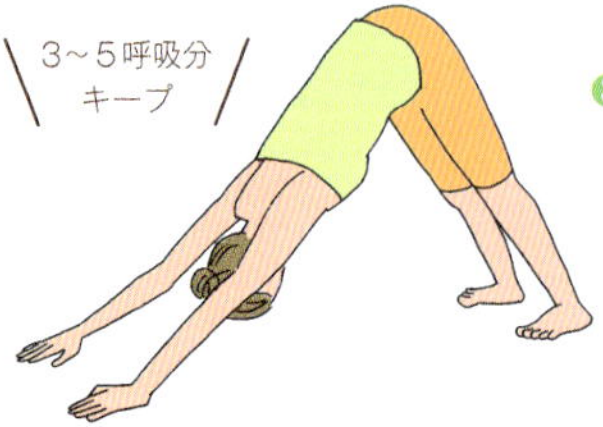

❸ 息を吐きつつ腰を高く持ち上げ、背筋を伸ばす。ひじと脇を伸ばし、かかとは床につけ、山の形をイメージする。

ストレスに効くツボ

気軽にできるツボ押しで、こまめにストレス解消！

怒りを抑える内関《ないかん》

怒りを抑え、心を安らげる効果があります。ゆっくり力を込めて指圧します。

リラックスできる大陵《だいりょう》

緊張感をほぐしたり、脈拍を落ち着かせるツボで、リラックス効果あり。ゆっくり押しましょう。

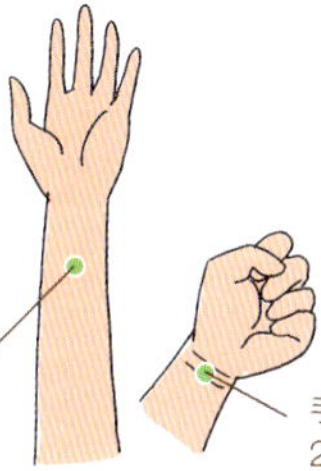
手首から指3本分下
2本筋の間
手首にできる
2本のシワの真ん中

気分スッキリ簡単ストレッチ

オフィスや電車など、ストレスの溜まりやすい環境でも簡単にできるストレッチ。イライラしたらすぐに行い、プチストレスのうちにケアを。

足を腰幅に開き、浅めに座る。指先を体に向けるように手を太ももの上に置き、腕の前面を伸ばす。

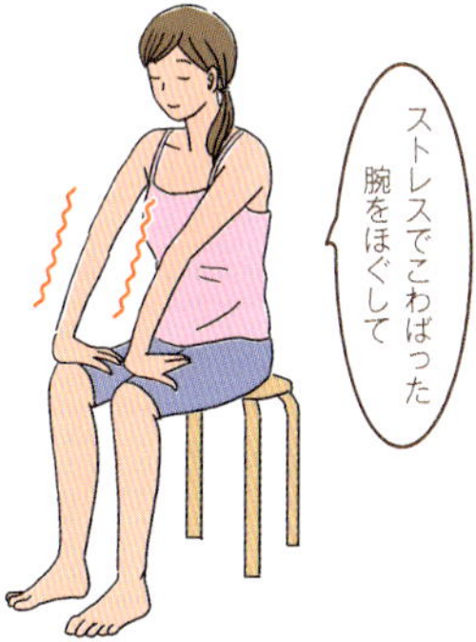
ストレスでこわばった
腕をほぐして

不眠

自律神経と環境を整えて快眠体質に

自律神経のスムーズな切り替えが入眠のカギ。体がゆがんでいると、自律神経のバランスが乱れ、切り替えがうまくいかず不眠につながります。自律神経を整えるストレッチやヨガ（→P20、62）を行いつつ、睡眠環境や就寝前の習慣を見直して快眠体質になりましょう。

副交感神経にスイッチ

自律神経のスムーズな切り替えには、就寝1～2時間前から睡眠環境を整え、リラックスしましょう。また"体温の降下"も入眠のカギ。寝る前に入浴などで体を温めると熱が放出され体温が下がりやすく、効果的です。

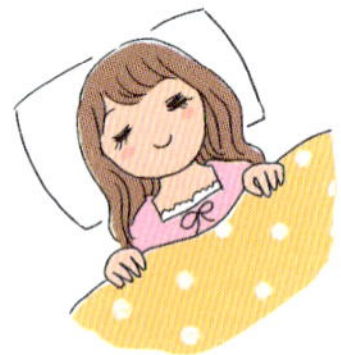

睡眠環境を整えよう！

環境編

- □自分に合った寝具
- □気になる匂いがない
- □気温・湿度が快適
- □騒音がなく静か
- □タバコ・コーヒーなどの刺激物を1時間以上摂取していない

習慣編

- □満腹・空腹すぎない
- □刺激的なTVを見ていない
- □全身がリラックスしている

※P58もチェック

眠りに導く呼吸法

副交感神経を優位にし、リラックス状態をつくります。寝る直前、薄暗い部屋で行いましょう。

❶ あぐらか正座で背筋を伸ばす。両手はひざの上に置き、目を閉じて「丹田《たんでん》」に意識を向ける。

❷ 口を閉じ、舌の先を上の前歯の裏側と歯茎の間につける。

❸ 5秒かけて鼻から息を吐き、2秒そのままの状態を保つ。

❹ 5秒かけて鼻から息を吸い、2秒そのままの状態を保つ。

❺ ③と④を15分ほど繰り返す。

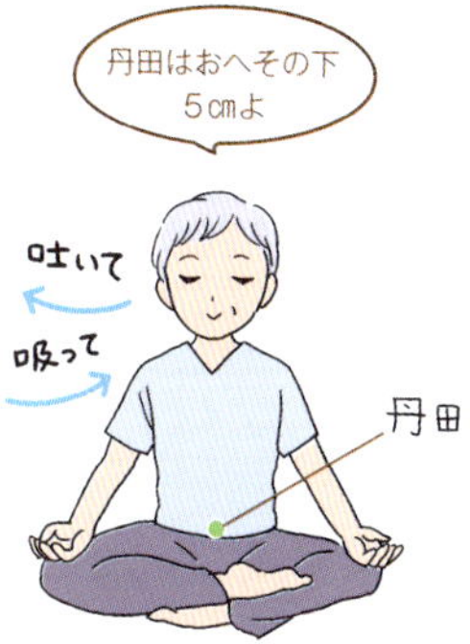
丹田はおへその下
5cmよ
吐いて
吸って
丹田

眠りに誘うヨガ

背中から太ももの裏までの筋肉の疲労を解消。リラックスして眠れます。

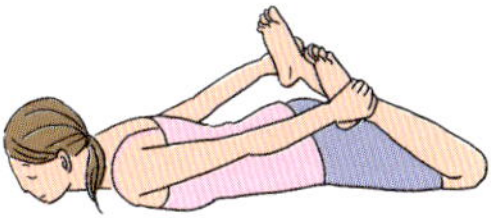

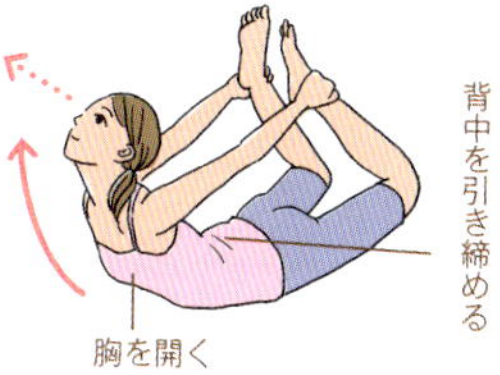
背中を引き締める
胸を開く

❶ うつ伏せになり、足を肩幅に広げる。ひざを曲げ、両足首を外側から手でつかむ。ひと息吐く。

❷ 息を吸いながら上体を反らせ、あごを上げて目線は上へ。3～5呼吸分キープ。

朝起きられない

睡眠の質の向上とセロトニン分泌をアップ

ゆがみによる体のこわばりが就寝時も続くと、寝ても疲れがとれず、気持ちよく起きられません。また昼夜逆転の生活やストレス、運動不足などで、心と体を調整するセロトニン（※）が不足すると頭がスッキリしない、やる気が起きない状態に。体に負担のない寝姿（→P68）を心がけ、セロトニン分泌を促す光を浴びて快適に目覚めましょう。

目覚めのストレッチ

布団の中でできるストレッチ。体をほぐして全身に血をめぐらせ、交感神経を刺激して活動モードに。

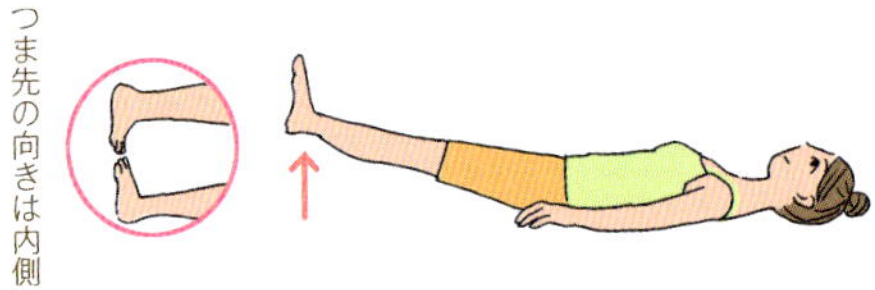

❶ 両足のつま先を内側に向けて10cmほど上げ、5秒キープ。3回行う。

❷ 起き上がったら大きく伸びをする。

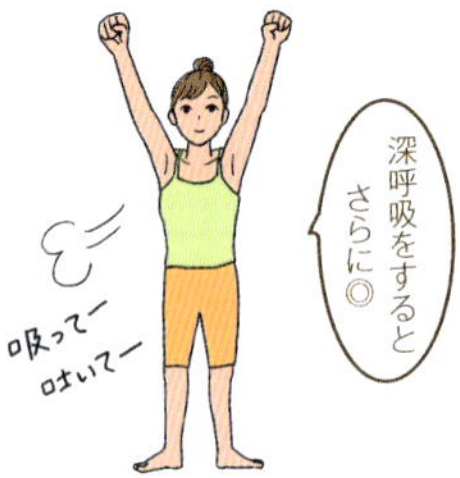

早寝早起き習慣はまず1週間続けて。体が慣れていきます。

※脳内の神経伝達物質のひとつ。精神面に深く作用し、不足するとうつ病を招くこともあります

セロトニン分泌活性化ストレッチ

セロトニン量のアップには、日光を浴びる、噛むといった動作やリズム運動が効果的。以下のストレッチを一定のリズムを意識してトライ！

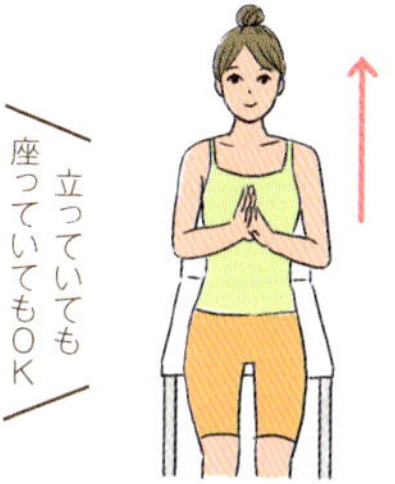

❶ イスに浅めに座り胸の前で合掌する。そのまま息を吸いながら両手を上に伸ばす。

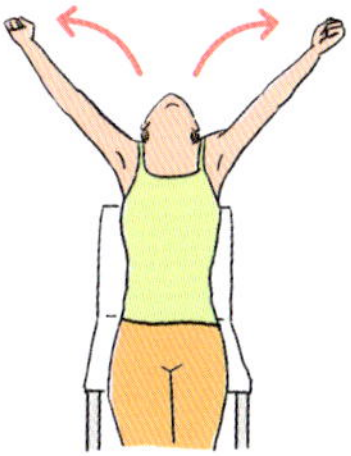

❷ 伸ばしきったら両手を離して、グーに握り、左右に広げる。あごを上に向け、ひと呼吸する。

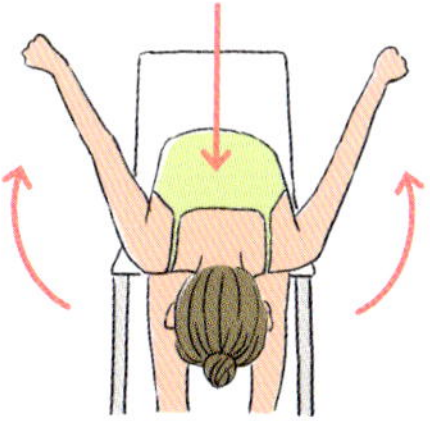

❸ ②の姿勢のまま息を吐きながら上体を前に倒し、両腕を後ろに引く。ひと呼吸する。

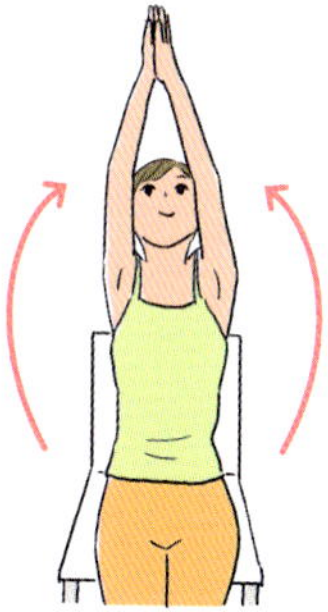

❹ 上体を起こし、吸いながら両手を上げ頭の上で手の平を合わせ、吐きながら両手を胸の前に下ろす。

セロトニンの分泌は、ものを噛むことでも活性化できます。朝食は毎日必ず食べるようにしましょう。

健康を呼ぶ寝姿＆枕

寝姿や寝具が不眠や体のゆがみにつながることも。体に負担をかけないように意識し、質のよい睡眠を目指しましょう。

正しい寝姿チェック

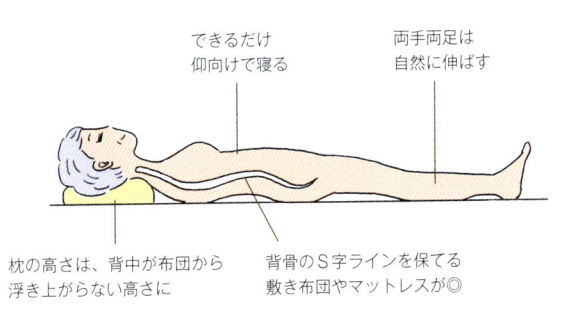

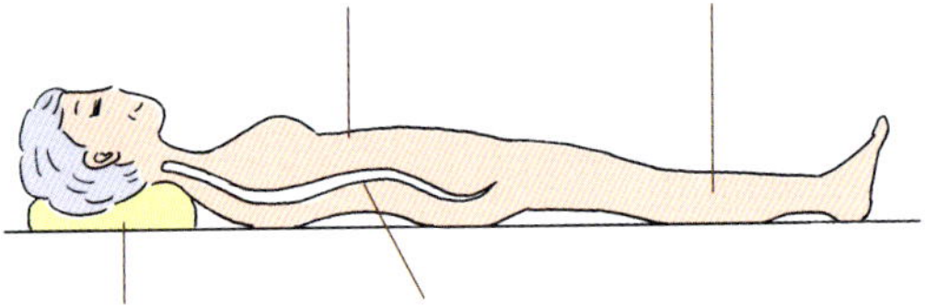
できるだけ
仰向けで寝る
両手両足は
自然に伸ばす
枕の高さは、背中が布団から
浮き上がらない高さに
背骨のＳ字ラインを保てる
敷き布団やマットレスが◎

NG例

極端に体を疲れさせる体勢！
ゆがみの進行に

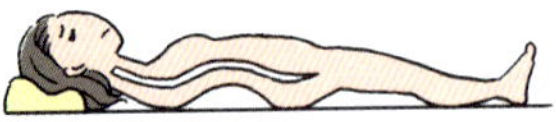

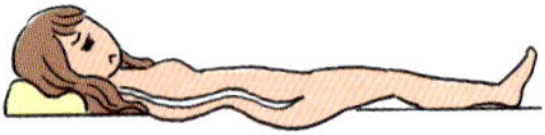

硬すぎる布団

腰が弓なりに持ち上がった苦しい姿勢になります。腰の下にバスタオルを入れて改善を。

柔らかすぎる布団

肩やお尻が沈み、背骨のＳ字カーブが崩れる状態に。肩とお尻の下にタオルを敷いて調節を。

快眠枕を探そう！

枕は睡眠の質を高める重要なアイテム。自分に合うタイプを選びましょう。

タオル枕

材　料

タオル、固めの座布団

作り方

1 タオルを折りたたみ、座布団の上に乗せる。

2 枕を肩口に当てて仰向けになり、ひざを立てる。

3 両手を胸の前で交差させて肩を持ったら、ひざを倒して横向きになる。

4 腕をほどいて肩の力を抜く。
体の中心線がまっすぐになるよう、タオルの枚数を調節する。

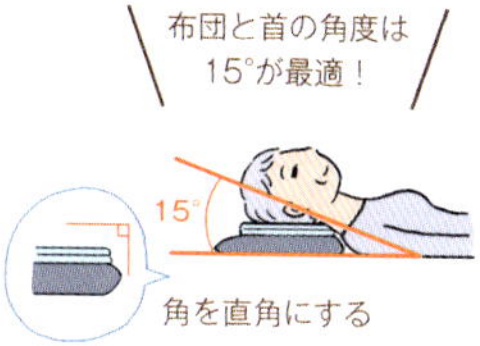
布団と首の角度は
15°が最適！
15°
角を直角にする

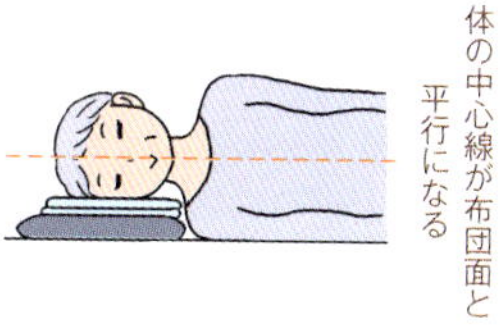
体の中心線が布団面と平行になる

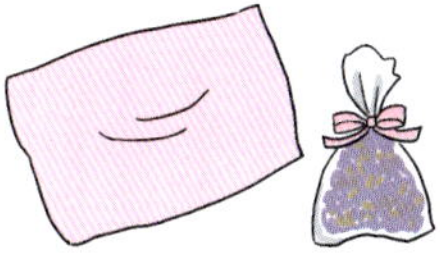

アロマ枕

安眠に誘うラベンダーのポプリをサッシェ（小袋）に入れ、枕カバーの中、もしくは枕の下へ。

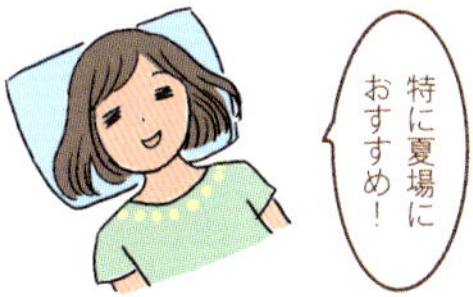
特に夏場におすすめ！

ひんやり枕

頭部を冷やすと、寝つきがよくなります。そのまま使えるタイプ、冷蔵庫で冷やして使うタイプなど種類も様々。

専門店で自分に合う枕を探すのもおすすめ。首のカーブの深度を計測し、フィットする高さの枕を提案してくれます。

季節の不調

季節に合わせたケアで不調のない生活を

気温や気圧の変動、環境の変化に伴うストレスなどで自律神経のバランスが崩れやすい季節の変わり目。時期に合わせてケアの方法を変えていきましょう。また、女性の健康のカギとなる骨盤は季節などによって開閉し、それがスムーズに行えないと様々な不調を生みます。スムーズな開閉のためにも日頃からゆがみトリを心がけましょう。

骨盤の開閉

朝と夜、月経周期、季節によって開閉を繰り返す骨盤。ゆがみなどで開閉がスムーズに行われないと、便秘や月経痛、不妊、頭痛、不眠などの原因に。ストレッチで骨盤をよく動かし、ゆがみのない骨盤に！

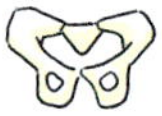

開く 老廃物を出しやすい	閉じる 体調が安定する
夜	朝
月経時	排卵時
夏	冬

自律神経が整う爪もみ

爪の生え際は神経繊維が集まる場所。刺激すると血流がアップし、自律神経が整います。寝る前に行うと不眠解消にも。簡単なので毎日のケアにおすすめ。

薬指は交感神経を刺激するので避けましょう

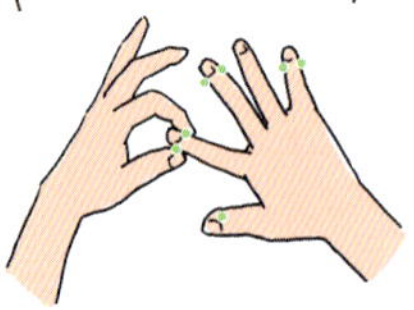

1日2～3回、爪の生え際を反対の指でつまみ、息を吐きながら10秒ずつ指圧します。

1～4月の不調ケア

冬にこわばった体や骨盤をほぐして、デトックスしましょう。学校や会社などの環境の変化が多い春は、心身のリラックスも大切に。

	季節の不調	対策
1月	正月でつい食べすぎると、血液がドロドロになり、疲労回復力や胃腸の働きが低下します。	消化によい「大根粥」や食べる胃腸薬といわれるキャベツ、体を温める「梅醤油番茶」（梅干しと2～3滴の醤油を加えた番茶）などで体を整えましょう。
2月	冬の終わりの寒さが厳しい時期。風邪を引きやすく、体がこわばって冷え性や肩こりに悩むことも。	半身浴（→P48）などで老廃物の排出を促しましょう。胃腸を温めてくれる白湯（水をやかんで熱し、沸騰したらフタをとって、そのまま約10分沸かし続ける）で体ポカポカに。
3月	体が老廃物を排出しようとして、風邪や下痢になりやすいので注意。骨盤が開き始めるので、ケアを大切に。	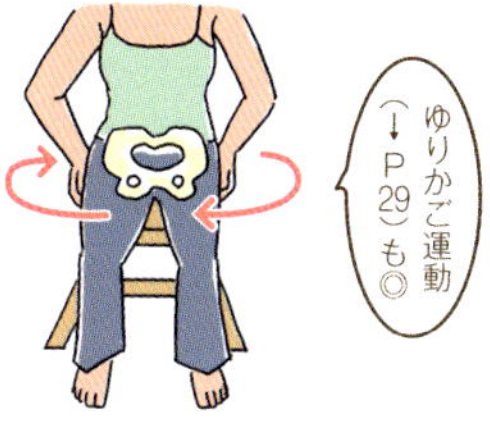
4月	冬から夏に向け、本格的に骨盤が開く時期。うまく開かないと背中の痛み、不眠、首の片側がこるなどの不調が。	**骨盤ほぐし** おへそで円を描くようにお腹を10回、回します。反対も同様に。骨盤ゆがみトリ（→P73）を続けて行うと骨盤が鍛えられて◎。

5～8月の不調ケア

ストレス疲れや梅雨のだるさ、夏バテなど、不調になりやすい時期が続きます。自律神経を整え、血行促進のストレッチとドリンクで快適に。

季節の不調

5月
春から新環境になったり、季節の変わり目で疲労が出やすいとき。緊張した体と神経をリラックスさせましょう。

6月
低気圧が自律神経に影響し、だるさや肩こり、偏頭痛などの症状が。雨で外出や活動が減ると血行不良になるので注意。

7月
冷房と屋外の温度差で自律神経が乱れやすくなります。冷えから体を守る服装（→P44）、食べ物（→P47）を心がけて。

8月
夏バテ対策にはシャワーではなく、湯船につかって血行を促進させましょう。気温が下がる夜には軽い運動もおすすめ。

対策

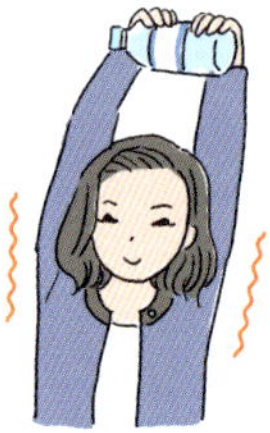

肩こり・首こり解消ストレッチ

ペットボトル(500mℓ)の両端を持ち、頭の上に上げて10秒キープします。5回行いましょう。

体温まるしょうがシロップ

材　料
しょうが…200g
レモンのしぼり汁…1個分
はちみつ…200g
水…200mℓ　鷹の爪…2本

作り方
1 鍋にスライスしたしょうが、はちみつ、水、鷹の爪を入れ弱火で10分加熱する。
2 レモンのしぼり汁を加えてもうひと煮立ちさせ、あら熱をとったらこして容器に入れる。
3 湯や炭酸水、紅茶で割って飲む。

9～12月の不調ケア

秋口には夏に溜まった疲労が出やすいもの。秋と冬は体を温め、水分補給を心がけましょう。冬に向けて閉まる骨盤も鍛えます。

	季節の不調	対策
9月	夏の疲れがだるさや胃腸機能の低下となって出やすい頃。胃を強くするヨガ（→P54）で胃腸力を高めて。	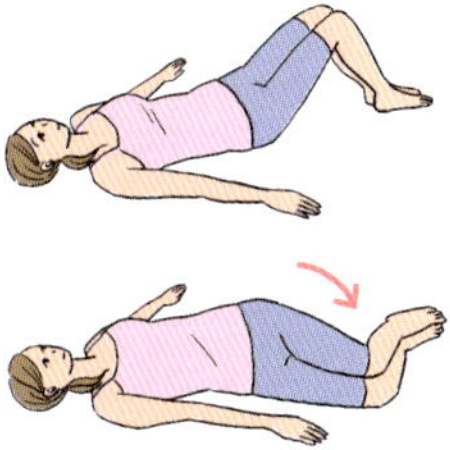
10月	冬に向けて骨盤が閉まり始める頃。骨盤ケアで備えて。朝晩の気温差が大きくなるので、はおりもので対策を。	**骨盤ゆがみトリ** 仰向けになり、ひざをそろえて足を立てる。そのまま右に倒し、3～5呼吸分キープ。反対も行う。
11月	朝が起きづらくなる時期。冷えで体がこわばり、気分も落ち込みやすいので、関節を動かし、活力アップへ。	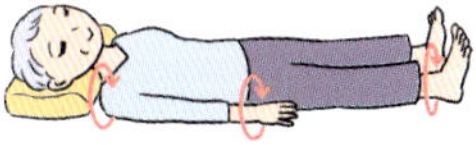 **関節ぐるぐる体操** 布団に寝たままで手首、足首、肩、首をぐるぐる動かします。
12月	寒さで水分をとらなくなり、水分不足になりがちに。骨盤の動きも悪くなり、内臓の機能低下につながるので注意。	水分補給を意識的に行いましょう。雑炊や鍋物、スープなどを積極的に食べ、冷えや乾燥から体を守ります。

ハーブティーは女性の常備薬

薬効成分を含むハーブティーは、様々な不調を解消してくれるドリンク。症状に合わせてとり入れれば、心も体もリラックス。

おいしいハーブティーのいれ方

1. 人数分のハーブをポットに入れて熱湯を注ぐ。
2. 花、葉、根は3分、実や種は5分、ブレンドは3〜5分ほど蒸らす。蒸らしすぎは有効成分が変化し、渋みが増すので注意。

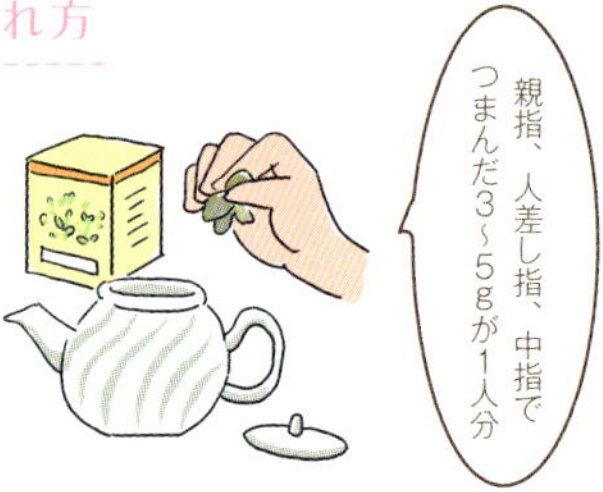
親指、人差し指、中指でつまんだ3〜5gが1人分

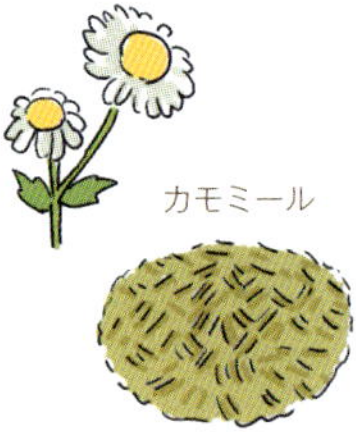
カモミール

沈静、消炎、消化促進などの効用がある「万能ハーブ」

ブレンドで効果アップ

ハーブはブレンドすると飲みやすくなり、効果が高まります。ベースハーブにはどんな種類とも相性がいいカモミールが◎。

妊娠中は避けたいハーブ

セージ・ウコン・ネトル・ヤロー・サフラン・マジョラム・ヨモギ・セントジョーンズワート・サフラワー・ローズマリー・レモングラス・ペパーミント・ジャスミン　など

※妊娠3ヵ月まではハーブティー全般を控えるようにしましょう

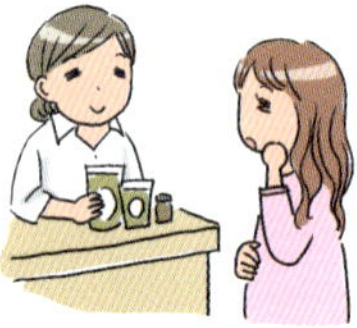

体質・体調によってはNGなハーブもお店の人に相談して

冷えに効く

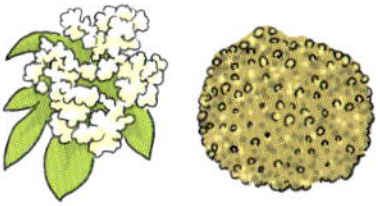

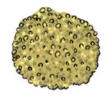

エルダーフラワー

血行促進、発汗効果があり、冷え性の人に◎。くしゃみや悪寒、のどの痛みなど、風邪の症状を和らげ免疫力もアップします。

疲労に効く

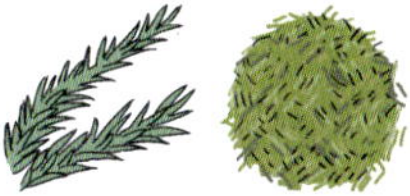

ローズマリー

若返りの妙薬として伝えられています。抗酸化作用があり、疲労回復、血行促進に効果的で、集中力を高めたいときにも◎。

ほてり・PMS に効く

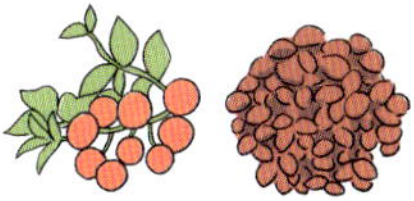

ローズヒップ

収れん作用によって発汗やほてりを和らげる効果あり。下痢や PMS（→ P118）の緩和、美肌やアンチエイジングにも効果的。

ストレスに効く

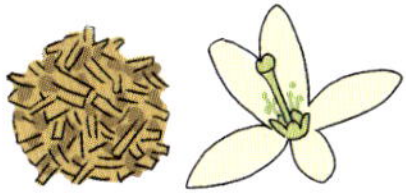

オレンジフラワー

フルーティーな香りが心身をリラックスさせてくれます。出がらしをお風呂に入れたり、寝る前に飲むのもおすすめ。

不眠に効く

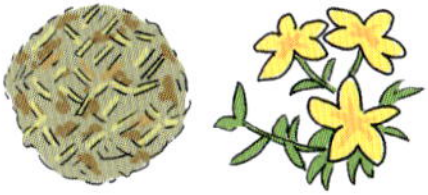

セントジョーンズワート

セロトニン濃度を高め、精神を安定させてくれます。落ち込んだ気分を改善させてくれるので、月経前にもおすすめ。

胃もたれ・胃腸疲労に効く

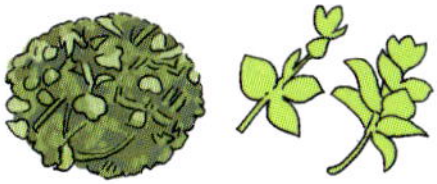

ペパーミント

爽快感のある味わいで胃の不調全般に効きます。不眠や風邪、花粉症の鼻づまりや咳にも◎。胃の不調には、ルイボスもおすすめ。

第2章　目指せ！　美スタイル

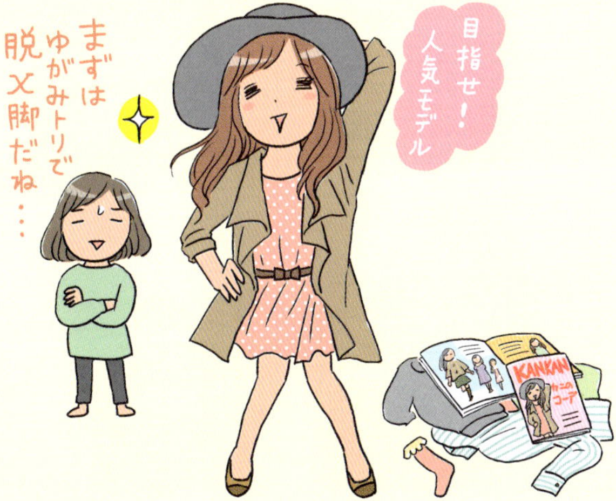
目指せ！人気モデル
まずはゆがみトリで脱X脚だね・・・
KANKAN
カニのコーデ

体がゆがむと美しさもダウン…
ゆがみトリでツヤツヤ美肌や
まっすぐな脚線美をゲットしましょう

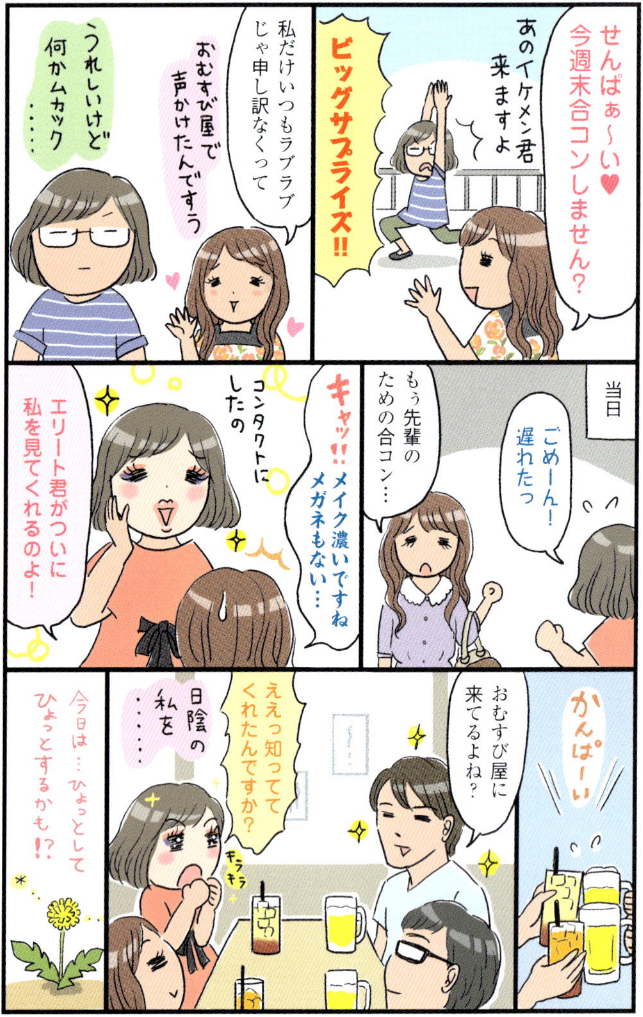

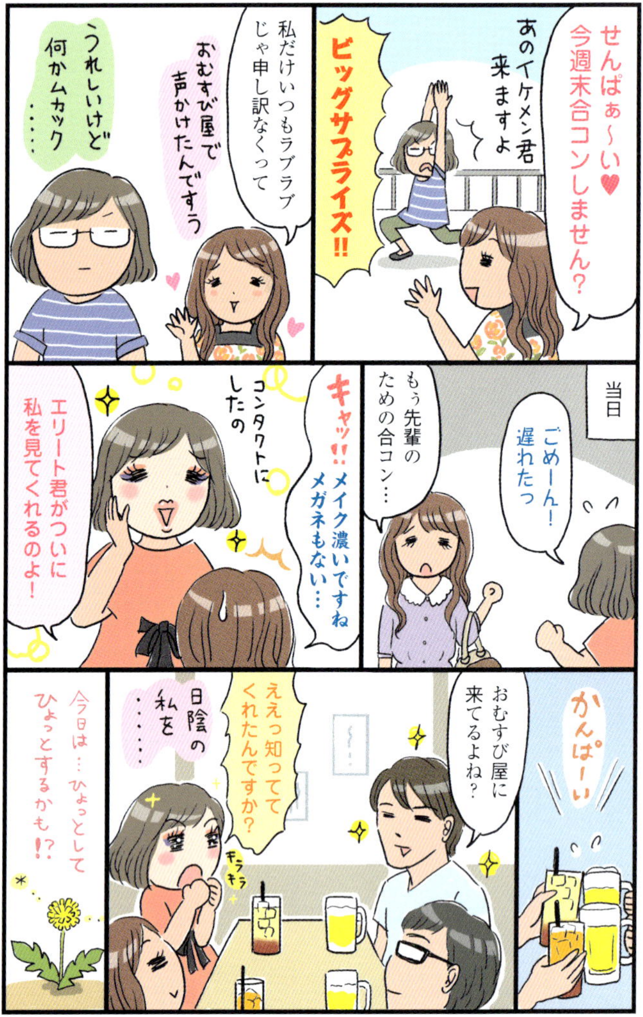

せんぱぁ～い♥
今週末合コンしませんか？
あのイケメン君来ますよ
ビッグサプライズ!!
私だけいつもラブラブじゃ申し訳なくって
おむすび屋で声かけたんですぅ
うれしいけど何かムカック・・・
当日
ごめーん！遅れたっ
もう先輩のための合コン…
キャッ!! メイク濃いですねメガネもない…
コンタクトにしたの
エリート君がついに私を見てくれるのよ！
かんぱーい
おむすび屋に来てるよね？
ええっ知っててくれたんですか？
日陰の私を・・・・・
キラキラ
今日は…ひょっとしてひょっとするかも!?

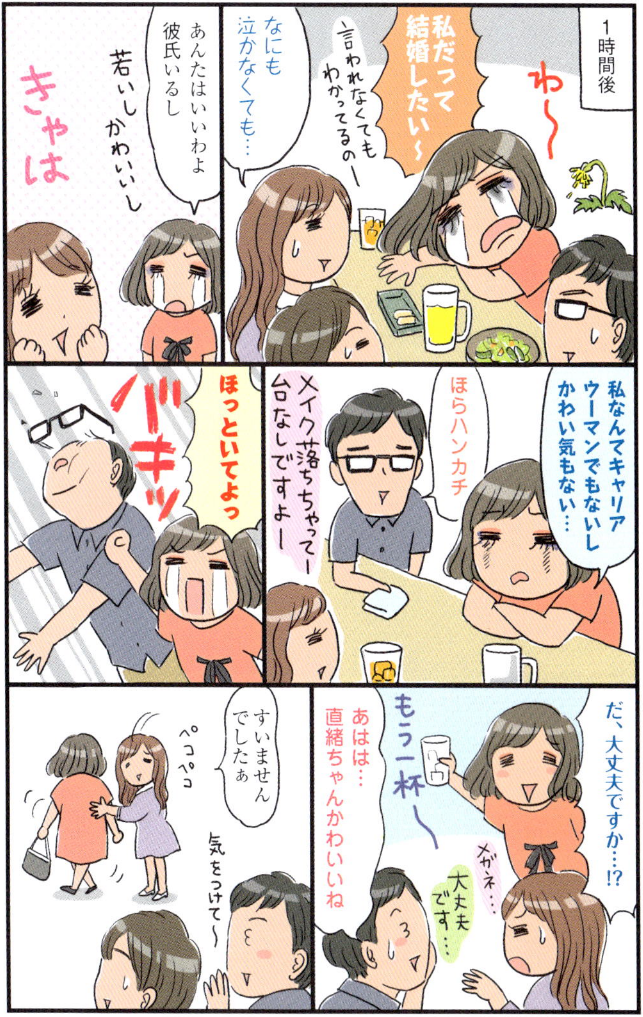
1時間後
わ〜
私だって結婚したい〜
言われなくてもわかってるの〜
なにも泣かなくても…
あんたはいいわよ彼氏いるし
若いしかわいいし
きゃは
私なんてキャリアウーマンでもないしかわい気もない…
ほらハンカチ
メイク落ちちゃって台なしですよー
ほっといてよっ
バキッ
だ、大丈夫ですか…!?
もう一杯〜
あはは…直緒ちゃんかわいいね
メガネ…
大丈夫です…
すいませんでしたぁ
ペコペコ
気をつけて〜

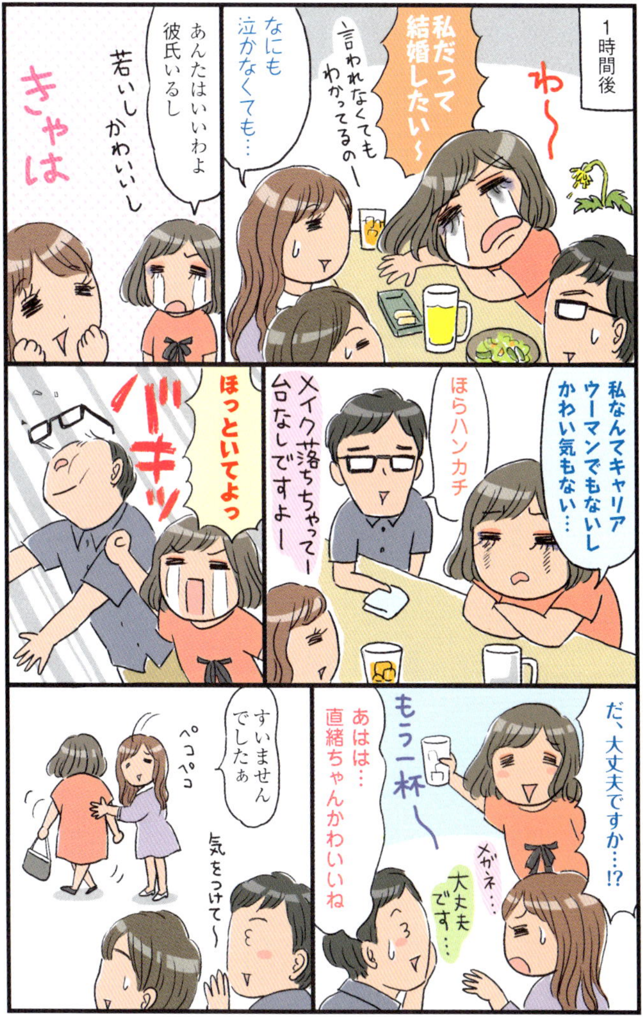

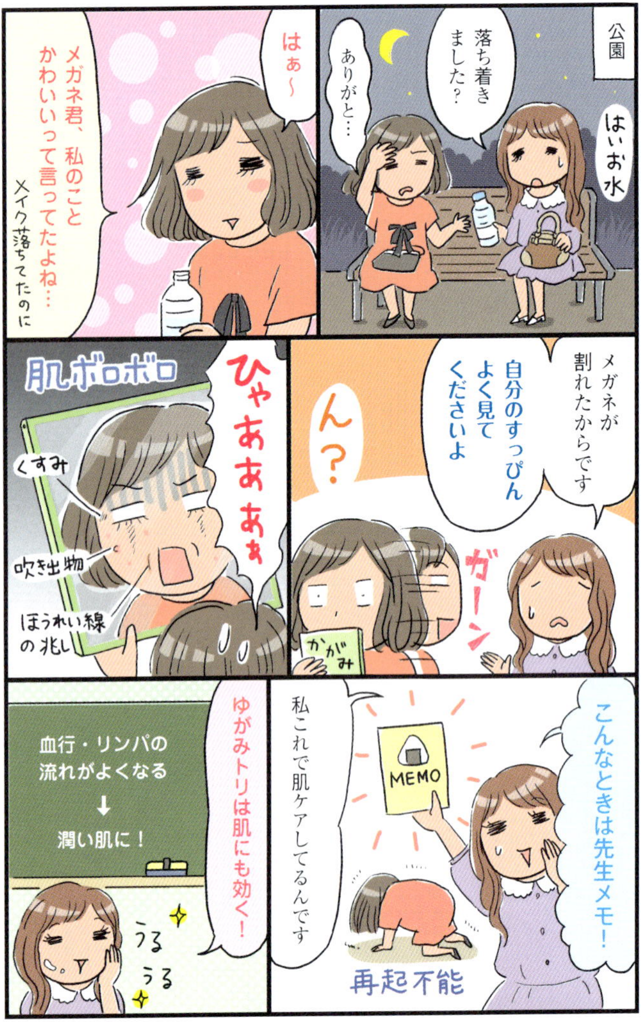
公園
落ち着きました？
はいお水
ありがと…
はぁ～
メガネ君、私のことかわいいって言ってたよね…
メイク落ちてたのに
メガネが割れたからです
自分のすっぴんよく見てくださいよ
ん？
ガーン
かがみ
ひゃあああぁ
肌ボロボロ
くすみ
吹き出物
ほうれい線の兆し
こんなときは先生メモ！
MEMO
私これで肌ケアしてるんです
再起不能
ゆがみトリは肌にも効く！
血行・リンパの流れがよくなる
↓
潤い肌に！
うるうる

いつでもできる美肌対策はコレ

こりをほぐして潤いアップ

首から肩にかけてのこりをほぐし
血流をアップさせることで、潤う肌に。

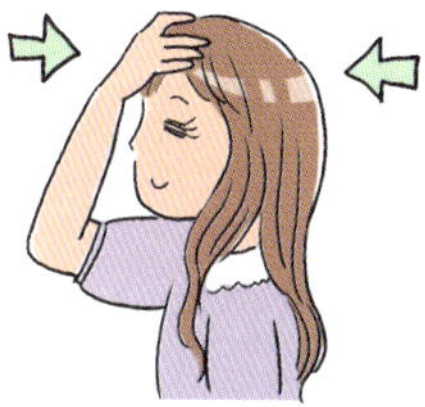

おでこに手を当て、頭を後ろに押す。頭は反対に前方向へ押す。

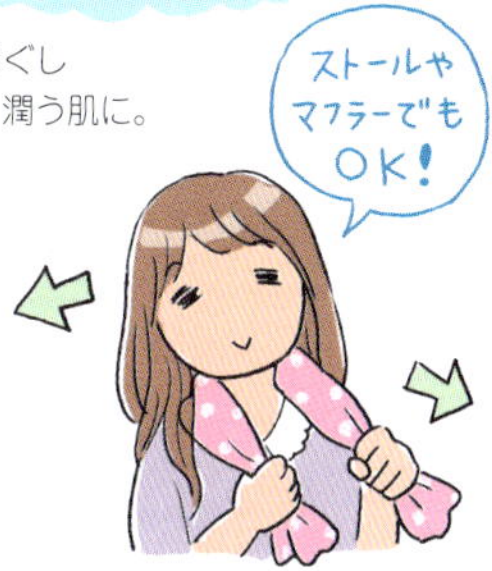
ストールやマフラーでもOK!

タオルを首にかけ、手で右方向に引っ張り、首は左方向へ傾ける。10秒キープして左右繰り返す。

合谷《ごうこく》プッシュでアンチエイジング

大腸の動きが活性化して解毒作用を促進。血流もよくなり、肌が若々しくなる。

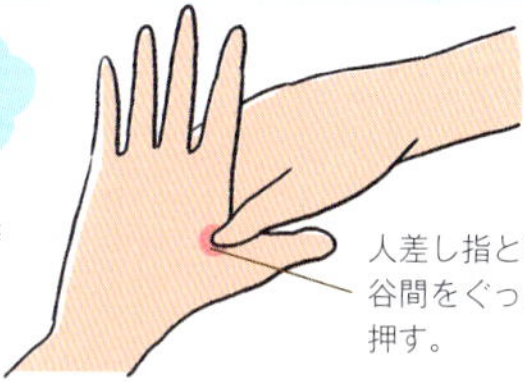

人差し指と親指の谷間をぐっと強く押す。

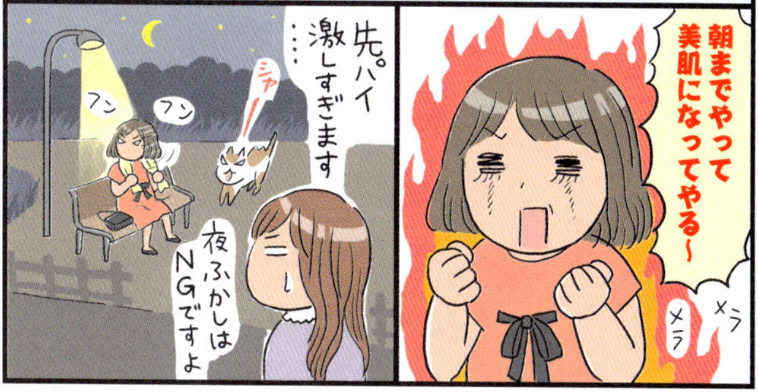
先パイ激しすぎます……
フン
フン
シャー!
夜ふかしはNGですよ
朝までやって美肌になってやる〜
メラ
メラ

顔のゆがみ

不調も生む顔のゆがみ
バランスを整え美顔に

体のゆがみと同様、顔も筋肉の緊張や普段のクセ、生活習慣によってゆがんでしまいます。顔のゆがみが肩、背骨、骨盤のゆがみにつながり、肩こりや頭痛の原因になることも。毎朝のメイク前にマッサージやストレッチを行い、ゆがみをリセットしましょう。血行がよくなることでメイクのりもよくなり、シワの軽減や小顔効果も！

ゆがみ顔をつくるクセ

□片手、両手で頬杖をつく
□集中すると歯を食いしばる
□いつも同じ側の歯でものを噛む
□うつ伏せで寝る
□同じ方向で横向きに寝る
□睡眠時に歯ぎしりをする
□横になり、ひじをついてTVを見る

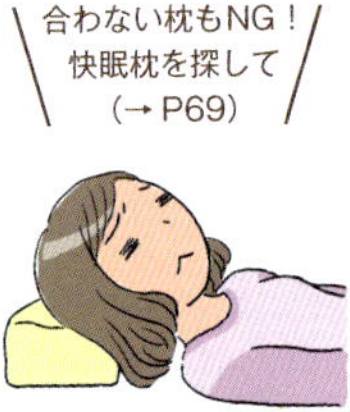
合わない枕もNG！
快眠枕を探して
（→ P69）

眉間のシワ予防

パソコンや携帯などを見ているときにできやすい眉間のシワ。画面に集中し、無意識のうちに呼吸が浅くなると顔が力み、険しい顔になりがち。深呼吸や肩&首ほぐし（→P23）などで体と顔のリラックスを心がけましょう。

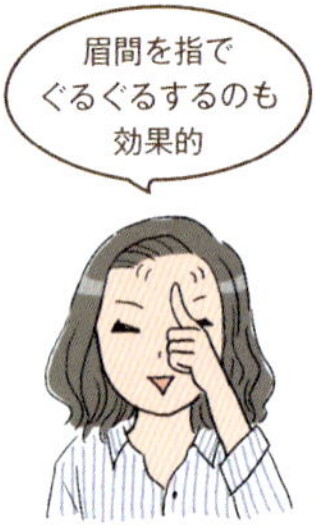
眉間を指で
ぐるぐるするのも
効果的

あごスッキリストレッチ

肩こりや全身のゆがみにもつながる、あごのゆがみをリセットします。

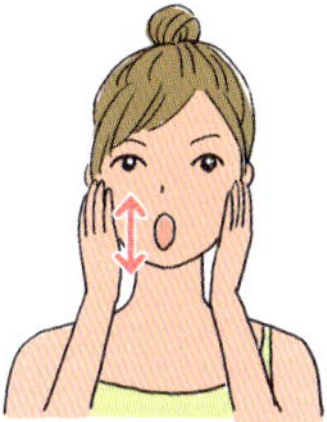

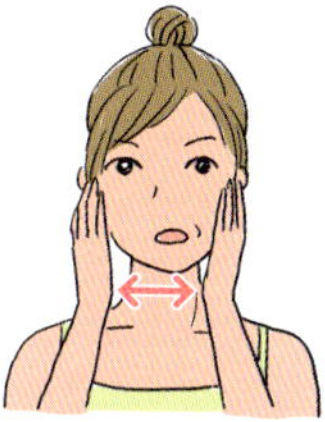

❶ 左右のあごのつけ根を両手で挟むように押さえ、口を10回開け閉めする。

❷ 手を添えたまま、下あごを左右交互にスライドさせる。左右1セットで10回行う。

※顎関節症の方は無理に行わないでください

舌回し体操

普段鍛えにくい顔の筋肉を動かし、ゆがみ改善+小顔効果！

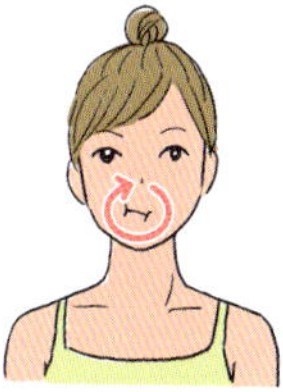

ほうれい線も薄くなる

口を閉じた状態で、上下の歯茎をなぞるように舌を回す。左右20回ずつ、1日3セット行う。

こり解消マッサージ

顔のこりをほぐして、ゆがみやむくみを解消します。

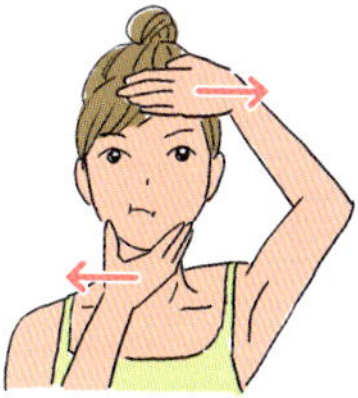

左右1セットで10回行う

片手でおでこをつかみ、反対の手で口元（上唇の両端辺り）をつかむ。左右の手をゆっくり逆の方向へ動かす。

肌あれ

ゆがみトリで内側から輝く肌をつくる

体がゆがむと血行不良になり、老廃物が溜まって肌あれを起こします。ゆがみを直し、体の内側からきれいな肌づくりを目指しましょう。また、こりをほぐして潤いアップ（→P81）などのストレッチで首や肩の血流をアップさせ、肌の新陳代謝を促すことで、水分や脂質のコントロール機能をとり戻すことができます。

免疫力と鼻呼吸で美肌

なかなか治らない肌あれは、免疫力の低下も原因のひとつかも。免疫力は20代をピークに下降するため、規則正しい生活やストレス解消などで高めましょう。また、口呼吸は細菌をとり込みやすく、免疫力を低下させるので鼻呼吸を心がけて。

レモングラスのハーブティーは免疫力を上げて鼻の通りもよくします

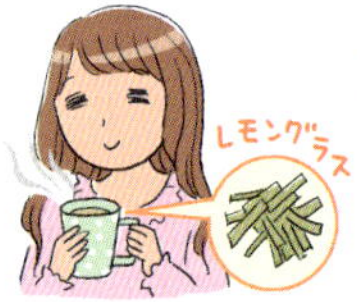

味噌汁で肌あれ改善

出来上がる直前の味噌汁に、ひきわり納豆やめかぶなどのネバネバ食材を入れてひと煮立ち。肌の若返りを促す一品が完成します。大根を加えれば胃腸にもやさしく、冷えも解消できます。

オクラやなめこもおすすめ！

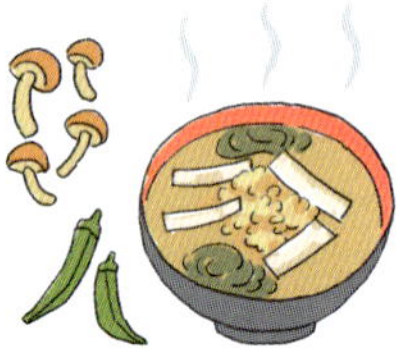

肌あれ解消！肩甲骨ストレッチ

肩甲骨をほぐして血流やリンパの流れをよくし、肌あれ改善に。背中のお肉もスッキリし、四十肩対策にも効果的です。

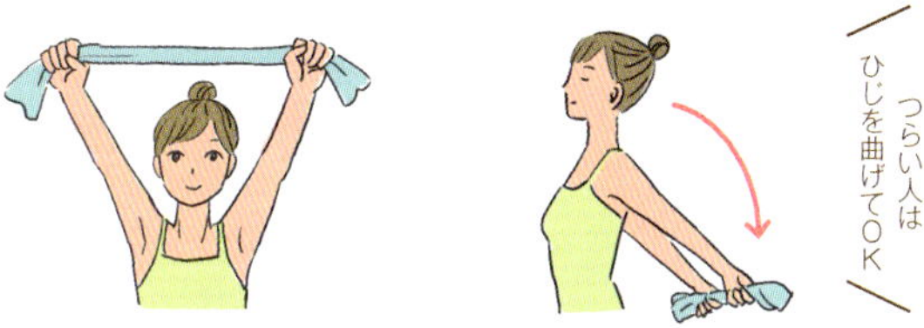

❶ 腰幅くらいに足を開き、タオルの両端を持ってまっすぐ頭上に上げる。

❷ タオルから手を離さず、ゆっくり呼吸しながら背中側に腕を下ろし、さらに斜め下に引き下げる。5回繰り返す。

左右の手をそろえて動かすと肩甲骨がしっかりほぐれます。バスタオルなど、長めのものを使うと動かしやすくなります。

免疫力アップで美肌マッサージ

唾液量が減るとウィルスが侵入しやすくなり、免疫力が低下します。3つの唾液腺をマッサージして免疫力をアップさせましょう。

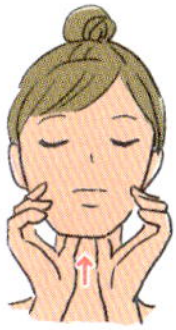

舌下腺《せっかせん》

舌を突き上げるイメージで、あごの下を親指で15秒押す。

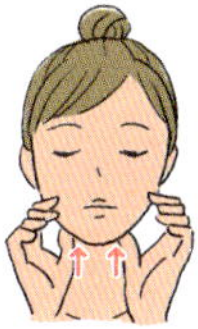

顎下腺《かっかせん》

親指をあごの骨の内側に当て、あごの下から耳の下まで順番に押す。

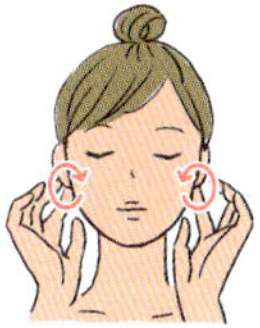

耳下腺《じかせん》

人指し指を耳たぶの下に当て、後ろから前へ円を描くように押す。

むくみ

生活習慣とストレッチで むくまない体へ

体内の水分が過剰に溜まり、皮膚がふくらんでいる状態がむくみ。冷えや体のゆがみ、長時間同じ姿勢でいることで起こる血行不良、塩分・アルコールの多量摂取が主な原因です。また、月経1週間前～月経開始までの時期は水分を溜めようとする体の働きでむくみやすくなります。食生活と生活習慣に気をつけ、マッサージなどでリセットを！

顔のむくみの原因

起床時の顔のむくみは、前日の塩分過剰や飲酒、うつ伏せ寝が主な原因。通常は2時間ほどで治まりますが、1日中むくんでいる場合は、肩こりや首こりが原因かも。体を動かすことで皮膚や筋肉のこわばりをとり、血流やリンパの流れをよくして、むくみ解消を。

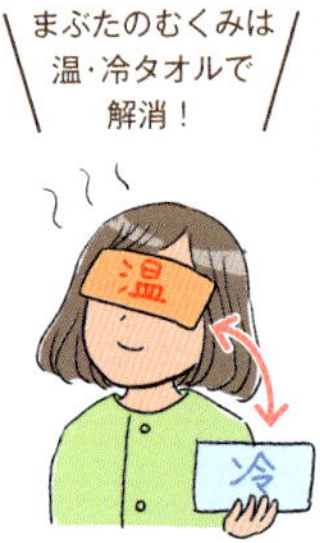
まぶたのむくみは
温・冷タオルで
解消！
温
冷

頭皮のむくみ・こり

後頭部の頭蓋骨の下を押し、ブニョッと指が入るのは頭皮のむくみ、頭全体を押してカチカチなのはこっている状態。どちらも悪い姿勢や肩こりなどの血行不良が原因です。目の疲れや不眠、パサパサ髪や顔のたるみを招くのでマッサージケアを。

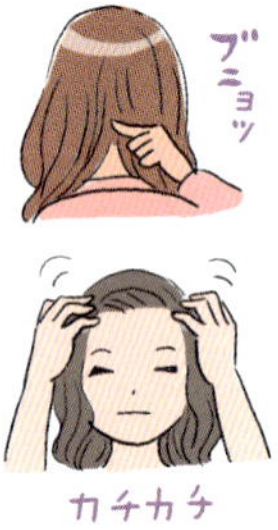
ブニョッ
カチカチ

頭皮のむくみ&こりスッキリマッサージ

シャンプーのときや仕事の合間に行って、スッキリ頭皮に！

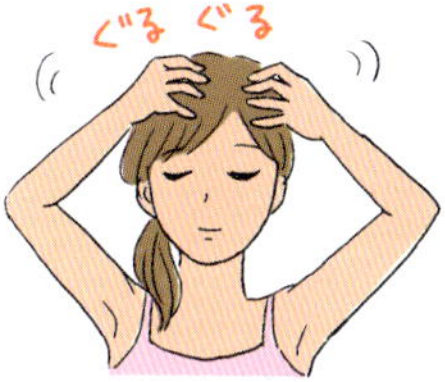
ぐる ぐる

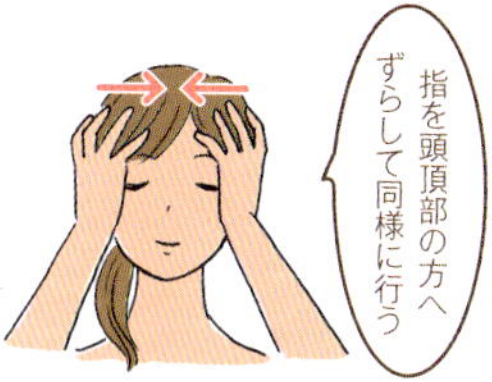
指を頭頂部の方へ
ずらして同様に行う

❶ 髪の生え際から頭頂部まで指の腹で円を描くようにマッサージする。

❷ 親指以外の4本の指をやや開いて生え際に置き、シワができるように5回寄せる。

頭頂部にあるツボ・百会《ひゃくえ》（→P161）をげんこつで押すのも効果的です。

水分コントロールでむくみ予防

水分の補給と排出のバランスをとって、むくまない体づくりを。

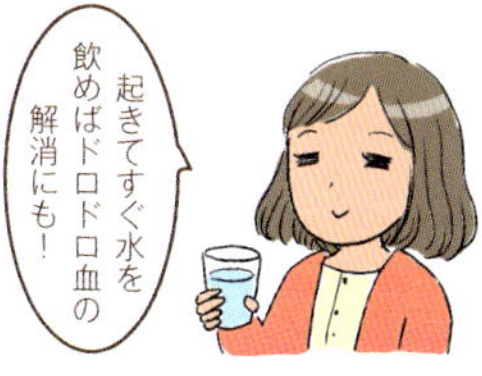
起きてすぐ水を
飲めばドロドロ血の
解消にも！

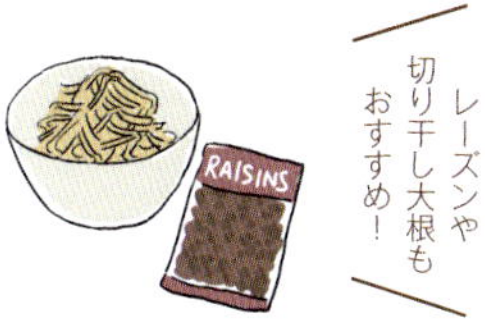
RAISINS
レーズンや
切り干し大根も
おすすめ！

水分補給をこまめに

1日1.5ℓの常温の水を5～7回に分けて飲むのが摂取量の目安。水分が汗や尿によって排出されているか確認し、量の調節を。

カリウムで水分排出

海草類、じゃがいも、アボカド、ほうれん草、バナナ、リンゴなどに多く含まれるカリウムで、余分な水分を排出しましょう。

顔のむくみに効くツボ

血行促進や水分の代謝アップに効果的。気持ちいい強さで３秒ほどゆっくり押しましょう。

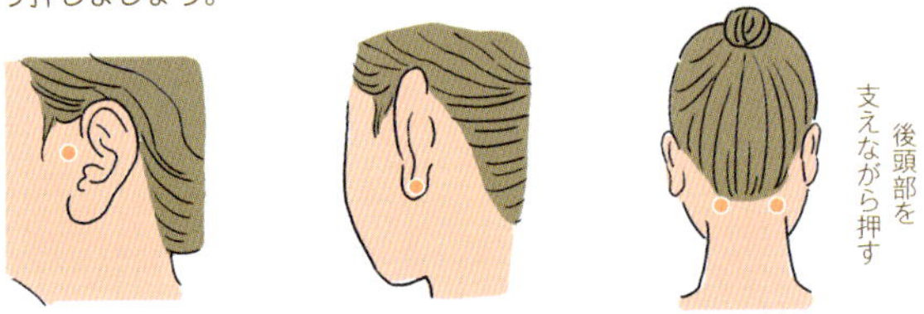
後頭部を支えながら押す

耳門《しもん》

口を開けたときにへこむ部分の少し上。歯の痛みにも効くとされるツボ。

翳風《えいふう》

耳たぶの後ろのくぼみ。耳門と翳風は耳鳴りや難聴など耳の疾患解消にも◎。

天柱《てんちゅう》

後頭部の髪の生え際にあり、首の骨の外側。頭痛、目の疲れにも効果あり。

睡眠時の冷えトリで顔のむくみを予防

寝ている間の冷えは肩や首に力が入り、顔のむくみの原因に。冬だけでなくエアコンで冷える夏も注意です。

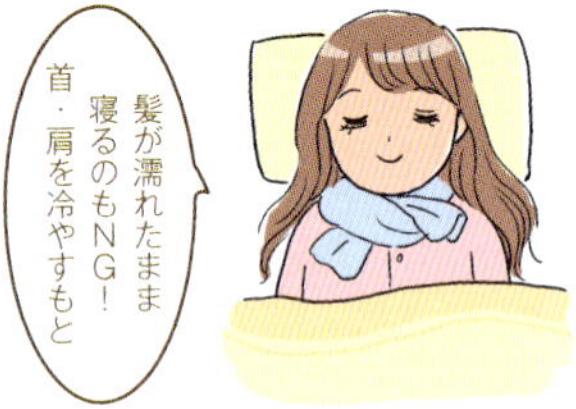
髪が濡れたまま
寝るのもＮＧ！
首・肩を冷やすもと

タオルマフラーで冷えトリ

タオルを細長く折り、首に軽く巻きつけます。肩、首のこりや顔周りの緊張をゆるめ、むくみを防ぎます。

睡眠不足もむくみの大敵。自律神経と睡眠環境を整えて（→ P64）、深い眠りで血液のめぐりをよくし、むくみ解消を。

足のむくみ解消ストレッチ

むくみの放置はリンパの流れを悪化させ、さらにむくみやすい体に。寝る前のストレッチでその日のむくみを解消して、翌朝スッキリ足に！

❶ 両腕を広げて仰向けになり、足を床に垂直に上げる。足裏は天井に向けて、左右の親指のつけ根をつける。

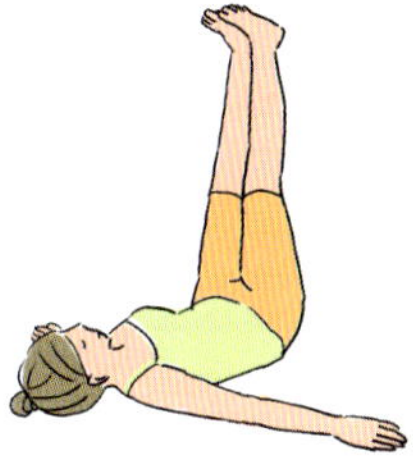

❷ 足首を伸ばすように、つま先を天井に向け、もとに戻す。これを５回繰り返す。

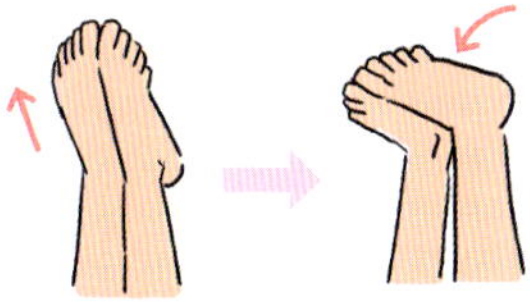

❸ 両足のかかとをつけて、つま先を開き、足裏を天井に向ける。

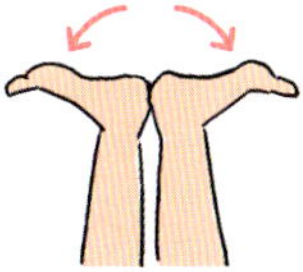

②〜④ではひざを動かさないよう注意

❹ つま先を天井に向けて伸ばし、足の裏を合わせ、もとに戻す。５回繰り返す。

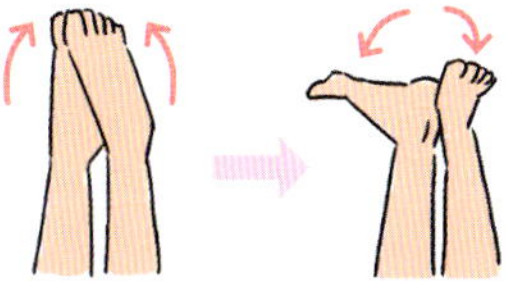

猫背

心身の不調を生む猫背は呼吸とストレッチで解消

パソコンやスマートフォンの使用で、現代人の9割以上が猫背だといわれています。猫背による筋肉の緊張や血流低下は、肩こりや腰痛、自律神経の乱れなど、あらゆる不調の引き金に。また、正しい姿勢は前向きさやクリアな思考をもたらしますが、猫背ではネガティブな考えにとらわれやすくなることも。姿勢を正し、体も心も健やかに。

猫背になる呼吸

呼吸が浅くなると筋肉が固まり、猫背になりがちに。そして猫背が肺の働きを妨げ、さらに浅い呼吸につながる悪循環を生み出します。深い呼吸（→P15）で猫背を改善し、血流や新陳代謝のアップを。

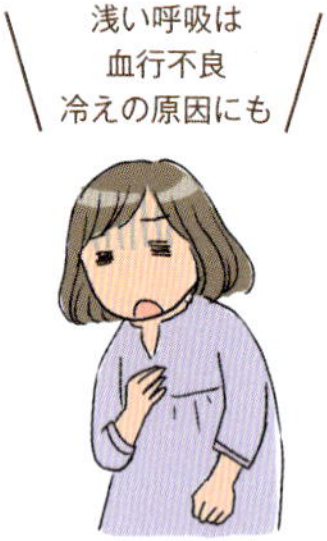
浅い呼吸は
血行不良
冷えの原因にも

猫背を招くNG習慣

- □4時間以上続けて座る
- □机にひじをつく
- □ソファによく座る
- □横座りをしたり、あぐらをかく
- □うつ伏せで本を読む
- □ストレスが多い
- □ハイヒールをよく履く
- □スマートフォンをよく見る

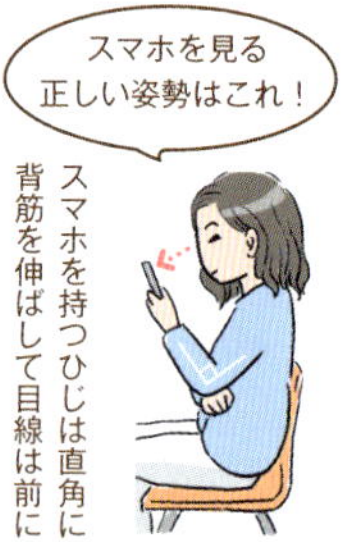
スマホを見る
正しい姿勢はこれ！

スマホを持つひじは直角に
背筋を伸ばして目線は前に

猫背の4つのタイプと解消法

自分のタイプを知って、適したケアを行いましょう！

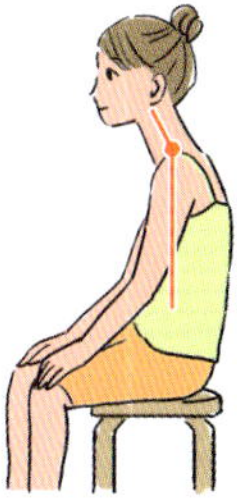
起こる不調
首こり、腕のしびれ

首猫背

首のつけ根を頂点に、頭が前方に出ている状態。あごを引くように意識して。

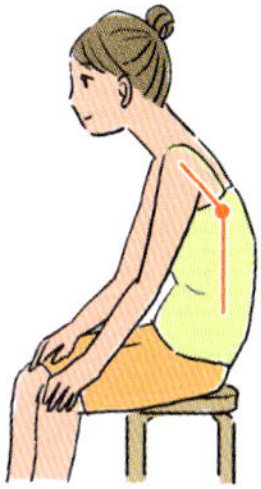
起こる不調
胸やけ、胃痛

背中猫背

背中の中心付近を頂点に丸まる、典型的な猫背。背骨を通る自律神経が圧迫され、不調を招くので背中周りをほぐして（→ P92、93）。

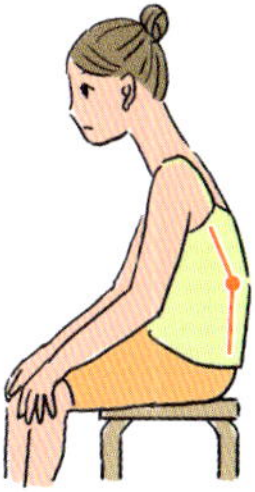
起こる不調
便秘、むくみ

腰猫背

腰を頂点に背中が曲がっている状態。足を組む人がなりやすい。腰を反らせて解消を（→ P20、62）。

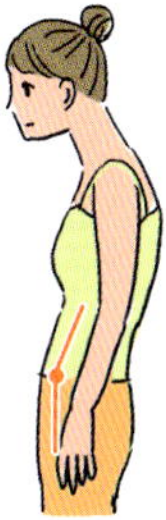
起こる不調
腰痛、首こり、下痢

おなか猫背

女性に多い反り腰の状態。お腹が前に、お尻が後ろに出ている場合も。子宮にも影響するので、反り腰解消ケア（→ P94）を。

しなやかな背骨をつくるヨガ

前に出た肩をリセット。背中、胸、ひじに均等に力を入れ、肩のゆがみをとります。胸や首も伸びるのでバストアップやフェイスアップにも◎。

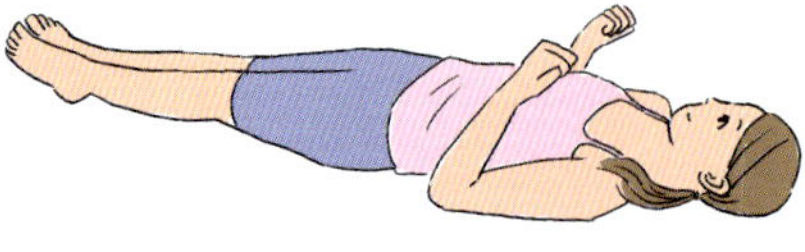
足はまっすぐに伸ばす

❶ 仰向けになり、両手の親指を中に入れてこぶしを握る。
脇を締めてひじを立てる。

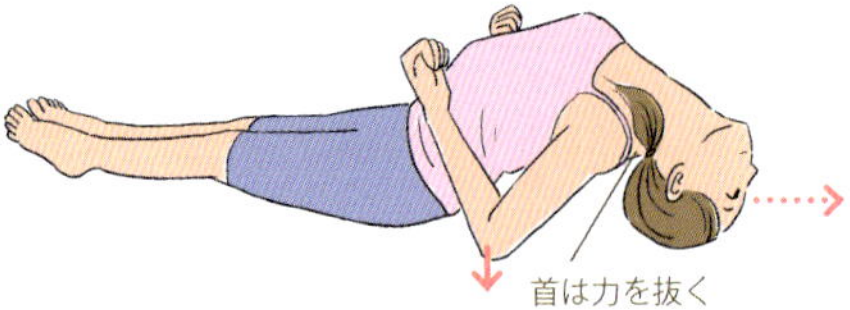
首は力を抜く
視線は一点を見る

❷ 息を吸いながら、ひじで床を押し、上体を反らす。
3～5呼吸分キープ。

余裕がある人は

あぐらを組み、つま先を手で持ってひじで床を押し、上体を反らせる。

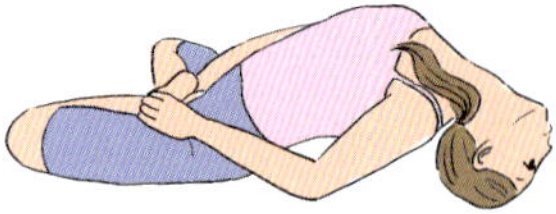

猫背解消ストレッチ

猫背が定着する前に、肩甲骨をほぐしましょう。デスクワークで固まった体をほぐすのにもおすすめです。

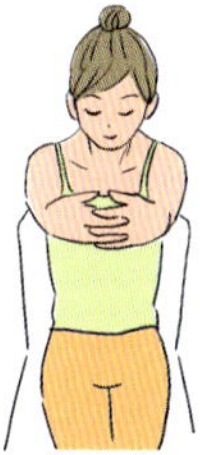

❶ 体の前で手を組み、手の甲を押し出すように腕を伸ばす。

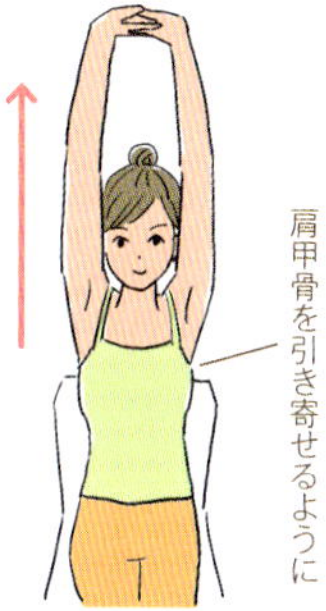
肩甲骨を引き寄せるように

❷ 組んだ手をひっくり返し、腕を頭上に伸ばして手の平を天井へ向ける。

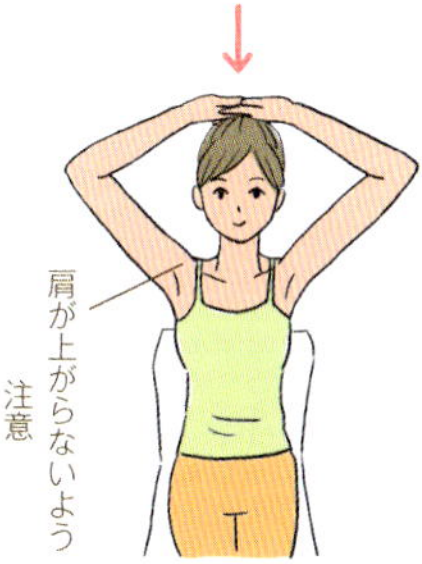
肩が上がらないよう
注意

❸ 手の甲を頭頂部につけ、左右の肩甲骨を寄せるように、ひじを後ろに引く。

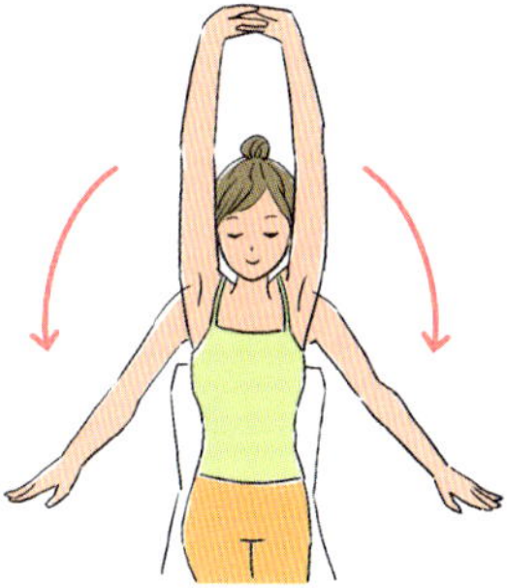

❹ 再び天井に向けて手を伸ばし、最後は大きな円を描くようにゆっくり手を下ろす。

ぽっこりお腹

原因は筋力不足の反り腰
骨盤のゆがみトリで解決

　下腹が出るのは皮下脂肪のほか、反り腰が原因かも。体の前と後ろの筋肉バランスが崩れ背骨が反ると、内臓が押し出され、お腹が出た状態に。たれ尻や下半身太り、腰痛も招くので、骨盤周りの筋肉を鍛えることで、背骨のゆがみを解決していきましょう。

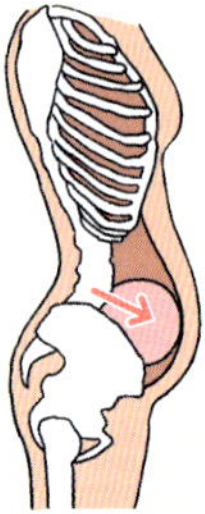

反り腰チェック

□仰向けに寝て足を伸ばすと腰が痛いが、ひざを曲げると痛みはなくなる

□ハイヒールをよく履く

□靴をぬぎ、かかとは壁から5㎝離し、後頭部、肩甲骨を壁につけて立ったとき、左のようになる

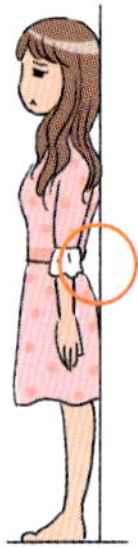
壁と腰の間に手の平が入りゆとりがある

反り腰ストレッチ

　腰に負担がかかる反り腰。腰痛も招くので、筋肉を伸ばして、負担を和らげましょう。

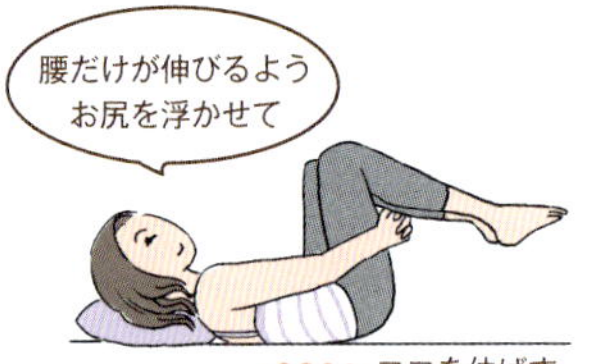
腰だけが伸びるようお尻を浮かせて
ココを伸ばす

枕を頭の下に置いて仰向けになり、太ももの裏に両手をまわしてひざを抱え、3～5呼吸分キープし、10秒休む。3回行う。

骨盤周りを鍛えるトレーニング❶

骨盤周りの筋肉を鍛え、骨盤、背骨のゆがみをとりましょう。

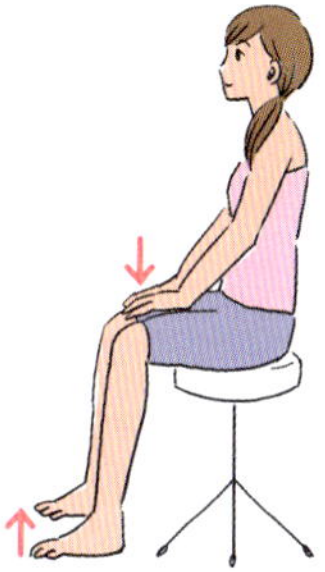

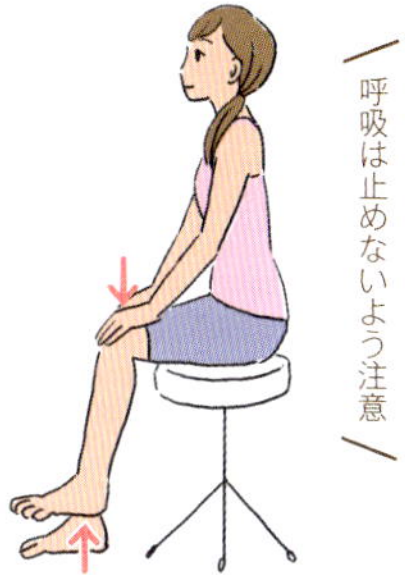
呼吸は止めないよう注意

❶ イスに座り、右足を上げながら同時に両手で右足を下に押す。7秒キープ。

❷ 左足を上げながら、同時に両手で左足を下に押す。7秒キープ。

骨盤周りを鍛えるトレーニング❷

お腹を引き締める筋肉とお尻の筋肉を鍛えます。シェイプアップ効果も。

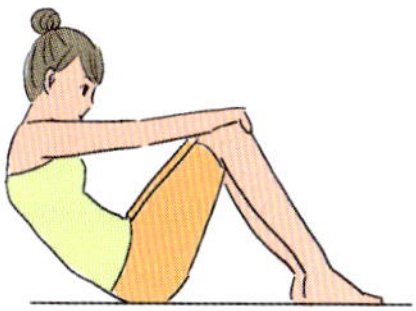

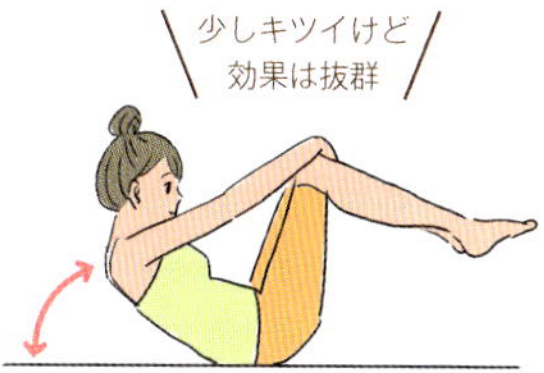
少しキツイけど
効果は抜群

❶ 体育座りをして、ひざをつかむように両手を置く。

❷ 体全体を後ろに倒し、肩甲骨が床につく直前で前に戻る。次は足裏が床につく直前で後ろに戻る。5回繰り返す。

たれたバスト＆ヒップ

衰えた筋力を鍛えて女性らしいスタイルに

バスト、ヒップ、お腹、二の腕は女性ホルモンの影響で脂肪がつきやすく、重力と加齢でたるみやすい部分。また、体のゆがみが筋力不足を招き、たるみを助長することも。太ったから、年だからとあきらめず、正しい姿勢とゆがみトリで上を向いたバストとヒップをつくりましょう。

ヒップアップヨガ

足から背中にかけての筋力・バランス力・柔軟性がアップ。下半身のシェイプアップに加え、集中力も高まります。

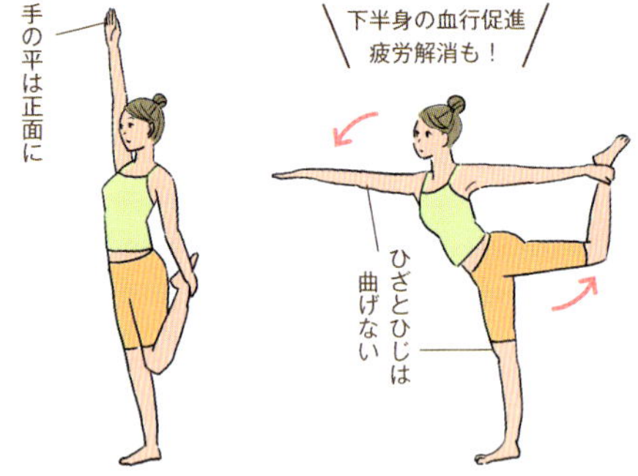

手の平は正面に
下半身の血行促進
疲労解消も！
ひざとひじは曲げない

❶ 左足首を左手で持ち、片足で立つ。息を吸いながら右手を頭上にまっすぐ伸ばす。

❷ 息を吐きながら右手を前に伸ばし、左足を引き上げる。３～５呼吸分キープする。

❸ 息を吸いながら①に戻り、反対側も行う。

バストアップストレッチ❶

前傾姿勢でゆがんだ肩甲骨を正し、新陳代謝アップ。バストに必要な血液と栄養を送ります。血行促進で女性ホルモンの活性化にも。

イスに座ってもOK

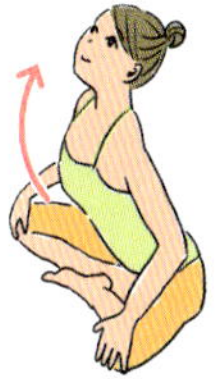

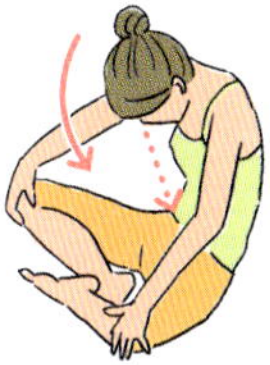

❶ あぐらをかき、両手はひざの上に。息を吸いながら胸とあごを天井に近づけるように体の前側を伸ばす。

❷ 息を吐きながらお腹を丸め、へそを見ながら体の後ろ側を伸ばす。ゆっくりした動作で①と②を30回繰り返す。

バストアップストレッチ❷

肩甲骨周辺の筋力を鍛え、正しい姿勢を保てる状態に。猫背解消にも◎。

肩甲骨を寄せないと②で首を痛めるので注意

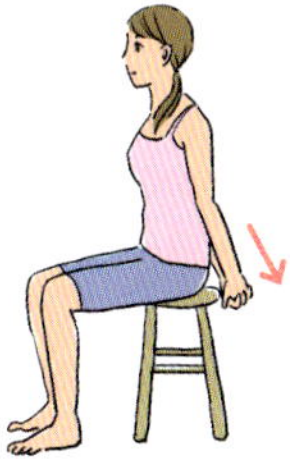

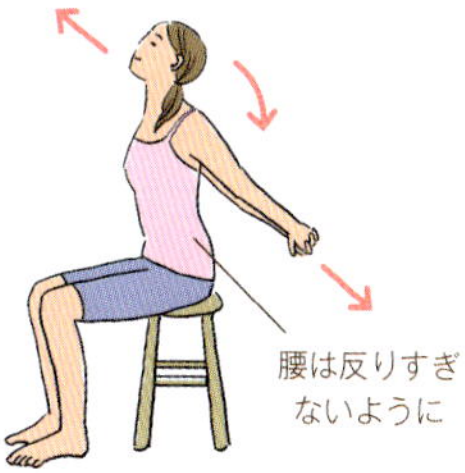

❶ 手を体の後ろで組み、息を吸いながら下方向に引っ張り、肩甲骨を寄せる。

❷ 息を吐きながら頭をゆっくり後ろへ倒し、あごと手を引っ張り合うように胸を開く。3秒キープして①に戻し、20回行う。

O脚・X脚

下半身のゆがみをとり美しい脚のラインをつくる

骨盤や足首がゆがむと、ひざ関節がバランスをとろうとしてゆがみ、外向きにゆがめばO脚、内向きにゆがめばX脚になります。それぞれに合ったストレッチでゆがみを直し、美脚を手に入れましょう。ストレッチを続ければ、1カ月ほどで筋力がつき、脚のラインが整ってきます。中高年に起こりがちなひざの痛みや炎症予防にも効果的！

O脚・X脚チェック

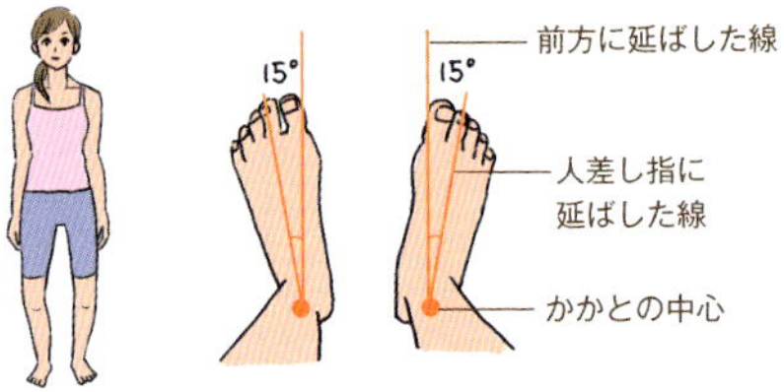

かかとの間をこぶし1つ分開け、かかとの中心から前方に延ばした線と、人差し指に延ばした線の間が15°になるようつま先を開く。背筋を伸ばし、正面を向いたままひざを曲げる。

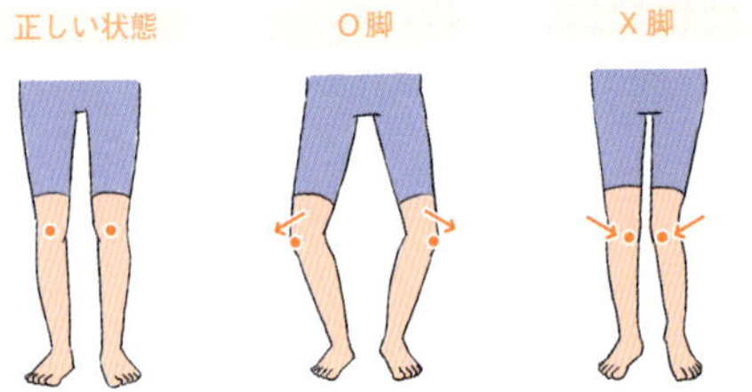

ひざが正面を向く　ひざが外側に向く　ひざが内側に向く

O脚解消ストレッチ

ひざを内向きに調整し、足を内側に締める筋力をアップさせます。

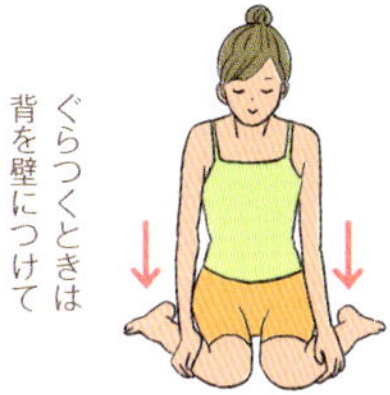
ぐらつくときは
背を壁につけて

ひざ内向きストレッチ

つま先を外側に向けてぺたんこ座りをし、両手でひざ下を真下に押し込んで5呼吸分キープ。3回行う。

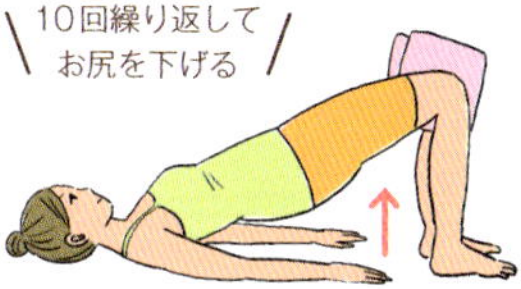
10回繰り返して
お尻を下げる

内もも引き締めトレーニング

仰向けでクッションをひざに挟み、お尻を持ち上げる。息を吐きながらクッションを押しつぶし、息を吸って力をゆるめる。

X脚解消ストレッチ

内側に締めようとする筋肉をほぐし、ひざを外に向ける筋肉を鍛えます。

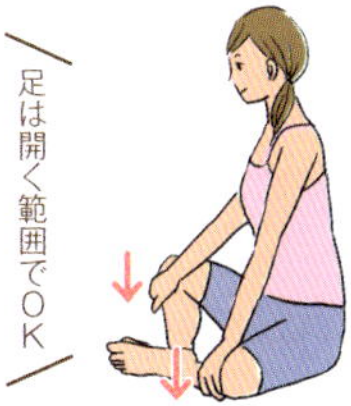
足は開く範囲でOK

ひざ外向きストレッチ

足の裏を合わせ、骨盤を立てて（→ P132）あぐらをかく。ひざ下を真下に押し、5呼吸分キープ。3回行う。

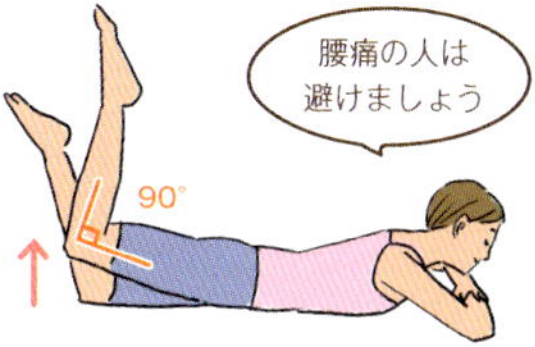
腰痛の人は
避けましょう
90°

お尻筋引き締めトレーニング

両ひざを直角に曲げてうつ伏せに。お腹に力を入れてへそを浮かせ、右太ももを上げて3～5呼吸分キープ。3回行い、反対も行う。

足のゆがみトリ

体の土台である足のゆがみは、全身のゆがみにもつながります。
外反母趾など、足のトラブルも招くのでほぐして解消へ。

足のゆがみのメカニズム

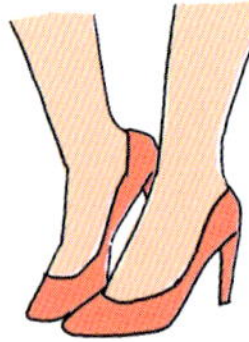

つま先立ちの形になる
ヒール靴は
足の甲がこる

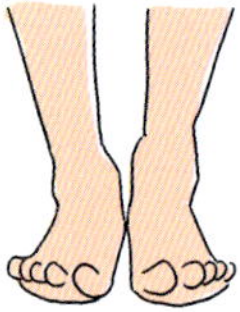

足指が使われず
足裏全体で立っていない
状態になる

❶ 靴を履き、足の指や足全体が動かない状態が長時間続くと、筋肉が固まる。

❷ 足の指が浮いた状態で固まり、足指以外の部分に負担がかかり、ゆがみにつながる。

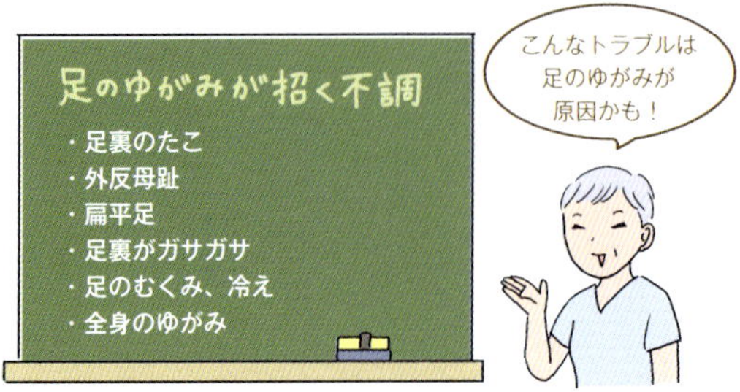
足のゆがみが招く不調
・足裏のたこ
・外反母趾
・扁平足
・足裏がガサガサ
・足のむくみ、冷え
・全身のゆがみ
こんなトラブルは
足のゆがみが
原因かも！

足指ほぐし

まずはその日のこりをしっかりほぐすことが大事。ゴリゴリは老廃物の詰まりなので、痛くても押しほぐしを続けて改善しましょう。

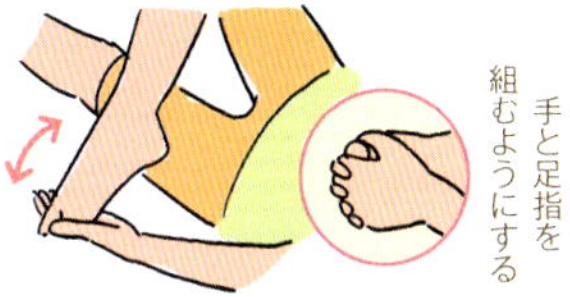
手と足指を
組むようにする

❶ 手の指を足指の間に入れ、足指の間隔を広げる。その状態で前後に倒したり、足首を回す。

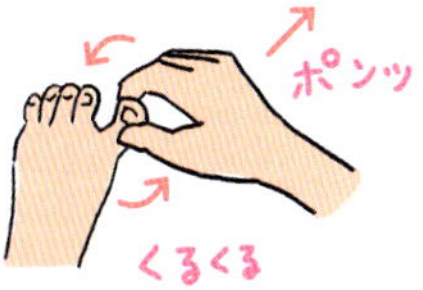
ポンッ
くるくる

❷ 足の指を１本ずつ、くるくると回し、引っ張る。

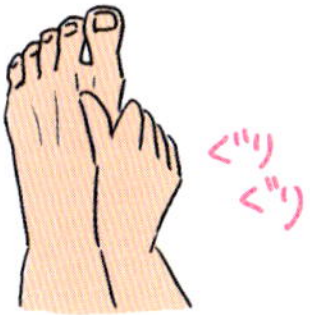
ぐり
ぐり

❸ 足指の骨と骨の間に手の親指を入れ、足指を開くようにぐりぐりと押す。

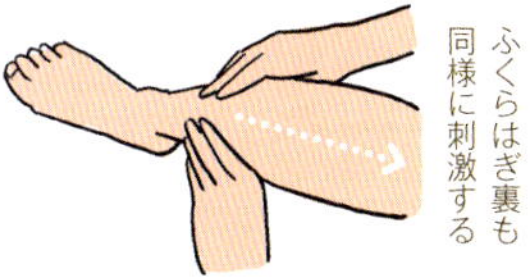
ふくらはぎ裏も
同様に刺激する

❹ ふくらはぎを両手でつかみ、すねの脇を親指で指圧しながら、足先からひざ方向へほぐす。

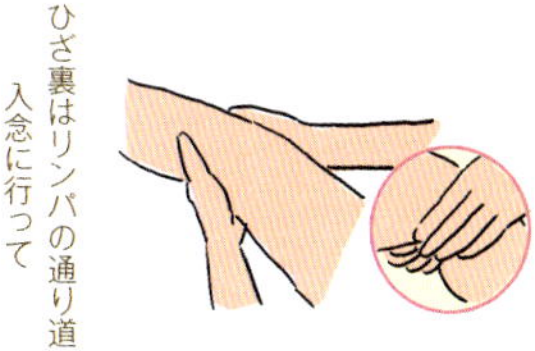
ひざ裏はリンパの通り道
入念に行って

❺ 親指以外の４本で、ひざ裏のくぼみを押しほぐす。

足裏を鍛えるトレーニング

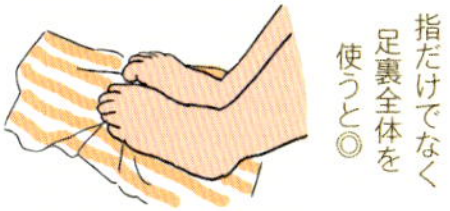
指だけでなく
足裏全体を
使うと◎

床に置いたタオルを足指でつかみ、引き寄せる。50回行う。

第3章　女を潤す子宮力アップ

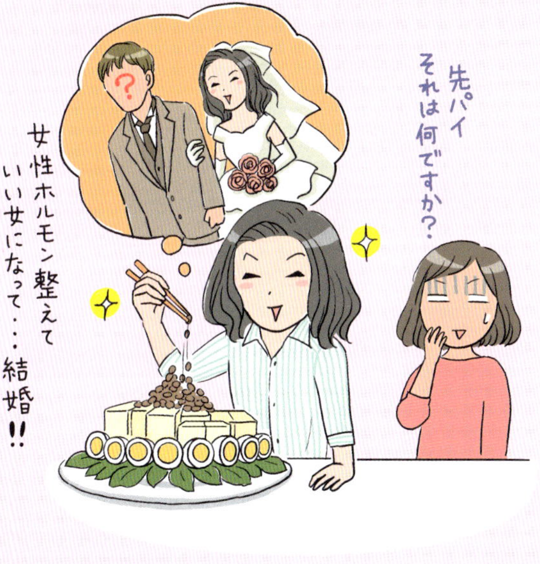
先パイ
それは何ですか？
女性ホルモン整えて
いい女になって・・・結婚!!

女性ホルモンを味方につけ

子宮にまつわる不調を解消！

女性としての魅力を高めましょう☆

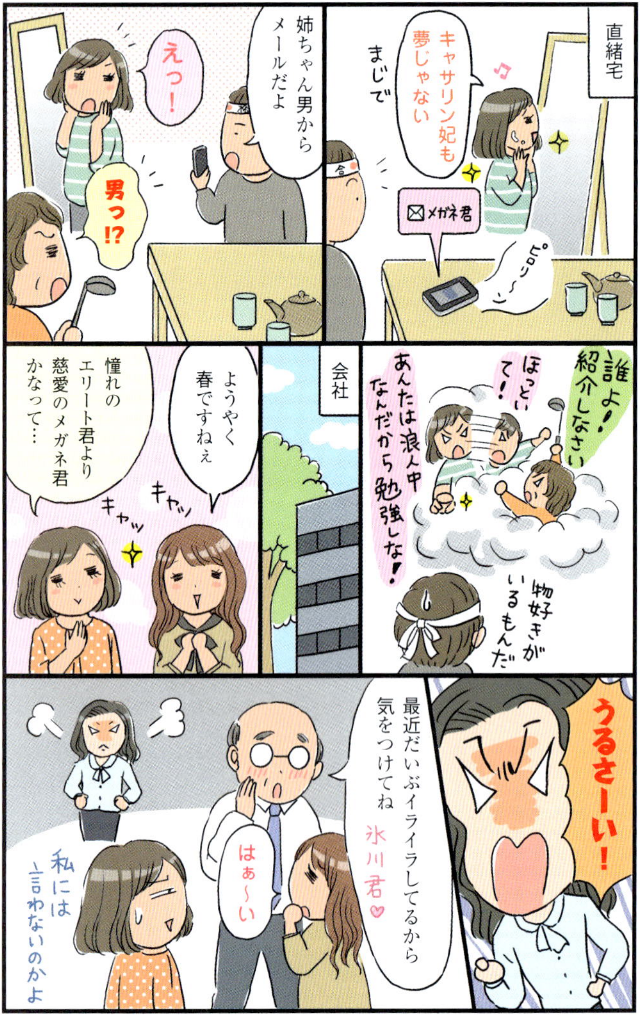
直緒宅
キャサリン妃も夢じゃない
まじで
メガネ君
ピロリ〜ン
姉ちゃん男からメールだよ
えっ!
男っ!?
誰よ! 紹介しなさい
ほっといて!
あんたは浪人中なんだから勉強しな!
物好きがいるもんだ
会社
ようやく春ですねぇ
キャッ
キャッ
憧れのエリート君より慈愛のメガネ君かなって…
うるさーい!
最近だいぶイライラしてるから気をつけてね
氷川君♡
はぁ〜い
私には言わないのかよ

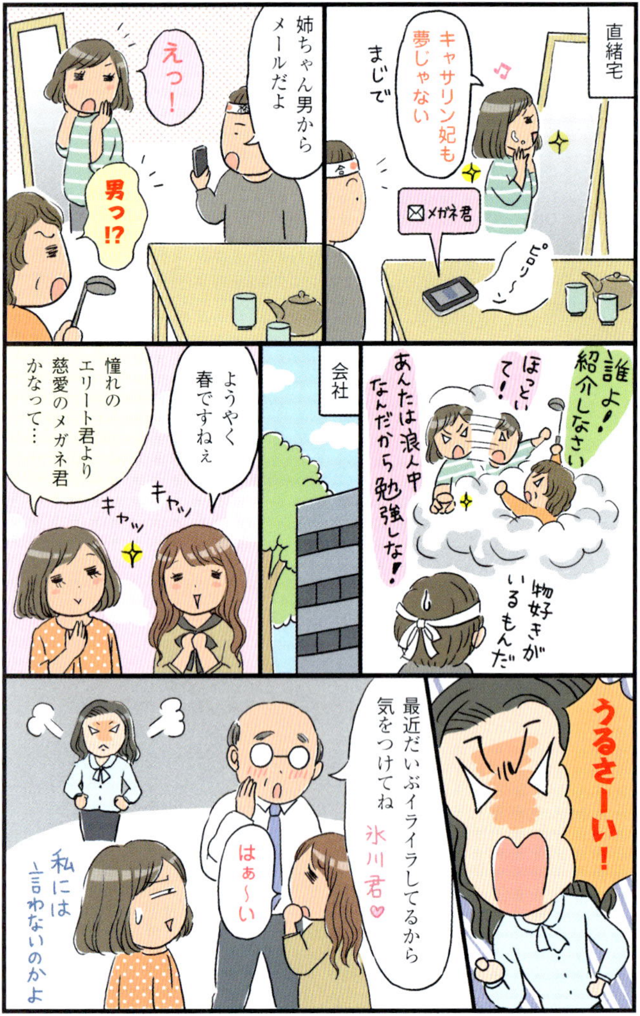

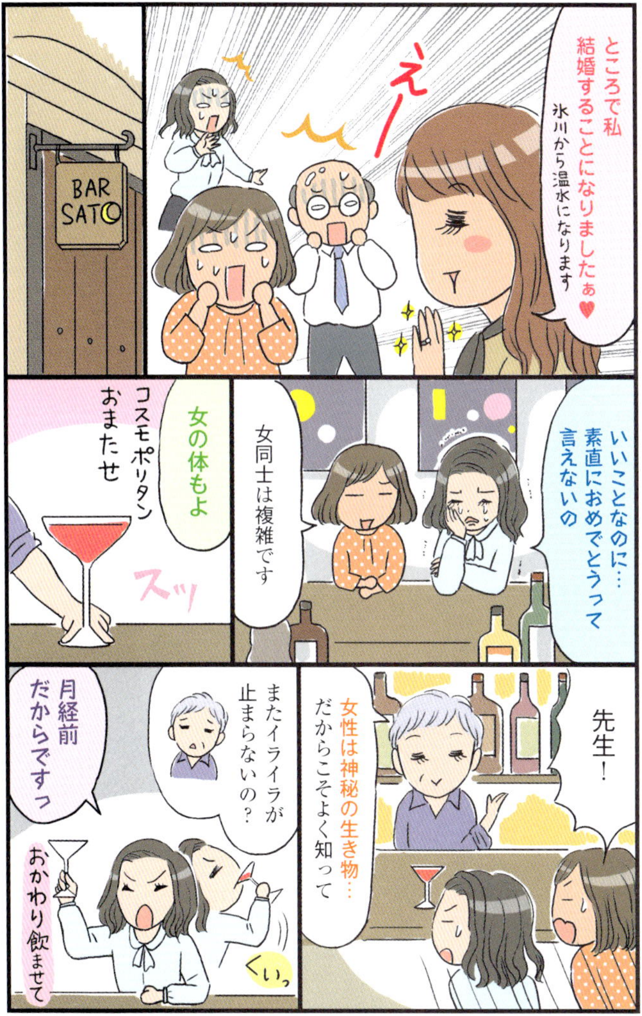
ところで私
結婚することになりましたぁ♥
氷川から温水になります
えー
BAR SATO
いいことなのに…
素直におめでとうって
言えないの
女同士は複雑です
女の体もよ
コスモポリタン
おまたせ
スッ
先生！
女性は神秘の生き物…
だからこそよく知って
またイライラが
止まらないの？
月経前
だからですっ
おかわり飲ませて
くいっ

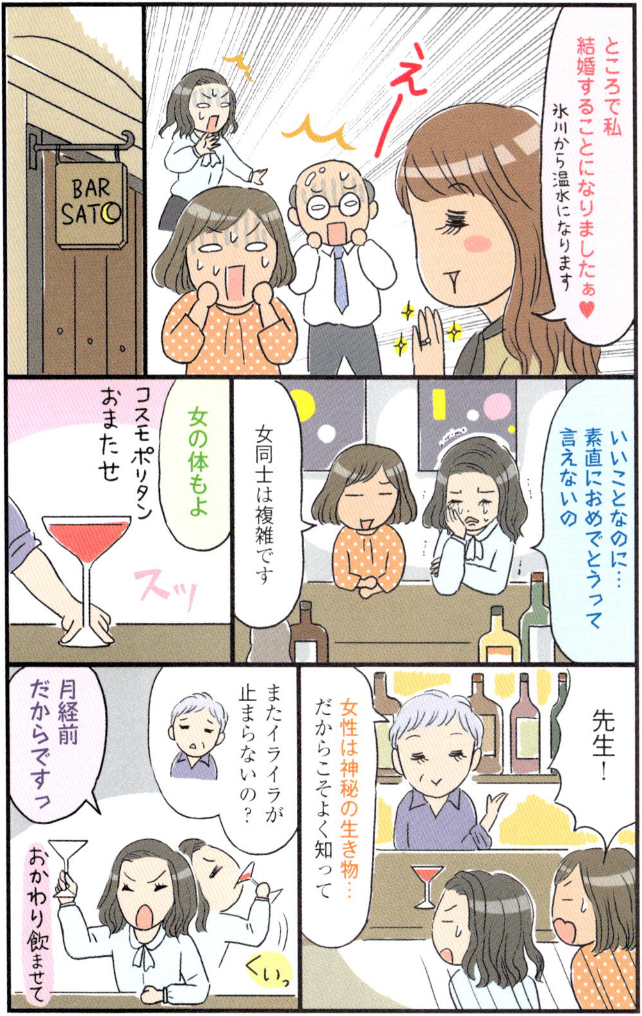

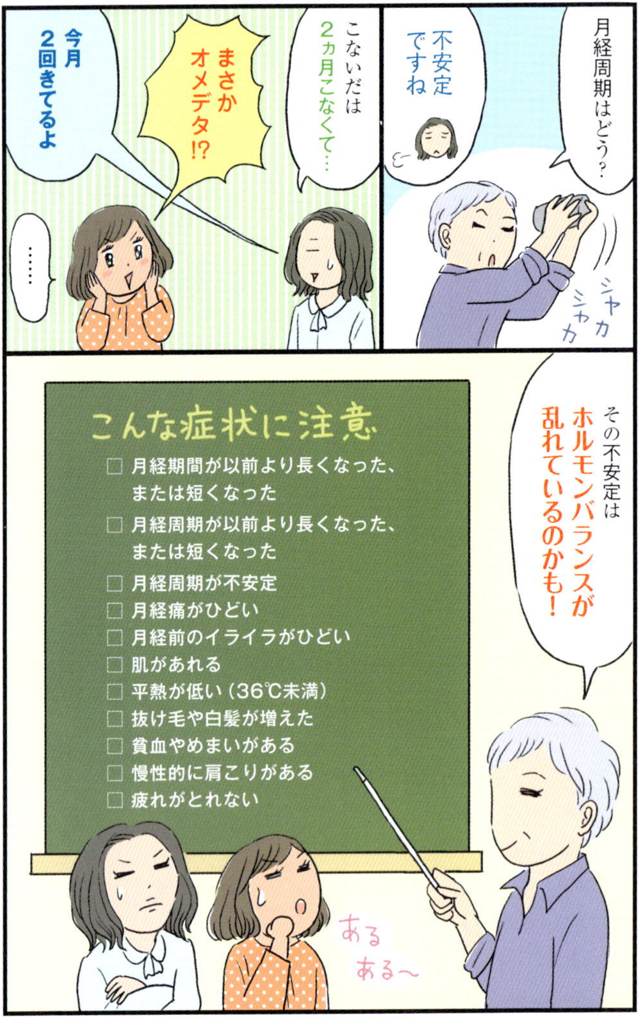
月経周期はどう？
不安定ですね
シャカシャカ
こないだは2ヵ月こなくて…
まさかオメデタ!?
今月2回きてるよ
……
その不安定はホルモンバランスが乱れているのかも！
こんな症状に注意
□ 月経期間が以前より長くなった、または短くなった
□ 月経周期が以前より長くなった、または短くなった
□ 月経周期が不安定
□ 月経痛がひどい
□ 月経前のイライラがひどい
□ 肌があれる
□ 平熱が低い（36℃未満）
□ 抜け毛や白髪が増えた
□ 貧血やめまいがある
□ 慢性的に肩こりがある
□ 疲れがとれない
あるある～

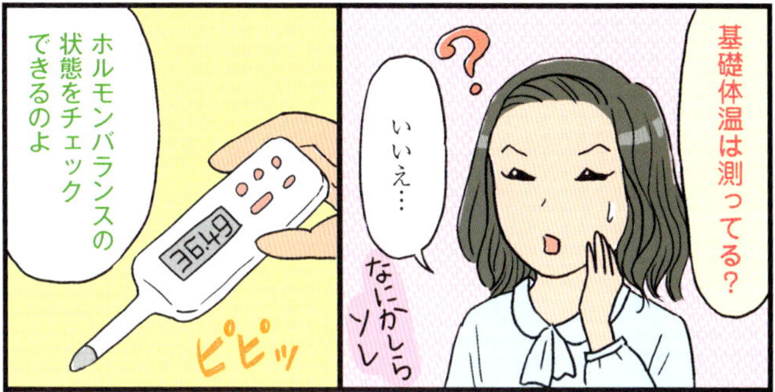
基礎体温は測ってる?
いいえ…
なにかしら ソレ
ホルモンバランスの状態をチェックできるのよ
ピピッ

正常な基礎体温表

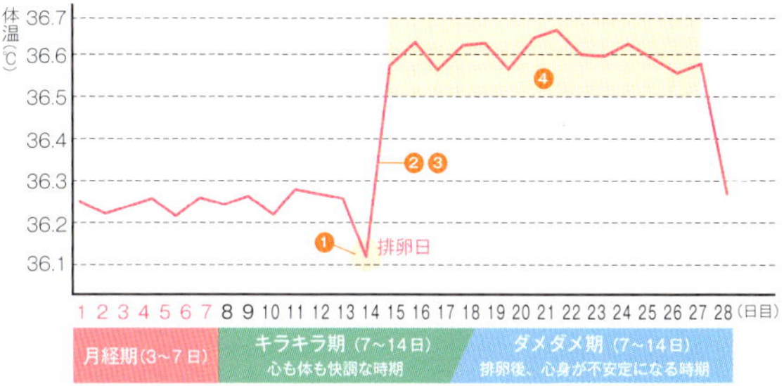
体温(℃)
36.7
36.6
36.5
36.4
36.3
36.2
36.1
❶
❷❸
❹
排卵日
1 2 3 4 5 6 7 8 9 10 11 12 13 14 15 16 17 18 19 20 21 22 23 24 25 26 27 28 (日目)
月経期(3~7日)
キラキラ期(7~14日)
心も体も快調な時期
ダメダメ期(7~14日)
排卵後、心身が不安定になる時期

ポイント

❶最も低い体温が36℃以上
36℃を下回る場合は、卵巣機能が低下していることが多い。

❷低温期と高温期がある
ふたつの差がはっきりしているのが排卵している証。差は通常0.3~0.5℃。

❸上昇は一気に
低温期から高温期への上昇は1~2日で一気に上がるのが正常。

❹高温期が10~14日ある
高温期が長いと妊娠の可能性大。短いとプロゲステロン(※)不足。

測り方

- 朝起きてすぐ測る
- 3周期分程度のデータをとって診断する
- 飲酒、寝不足などで起こる異常値は除く

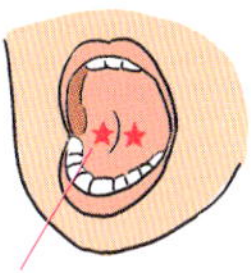

舌の裏側の脇に体温計の先を当てる

※女性ホルモンのひとつで、子宮の内膜を受精卵が着床しやすい状態に整えたり、体温を上げる働きがある

こんな基礎体温表の人は要注意

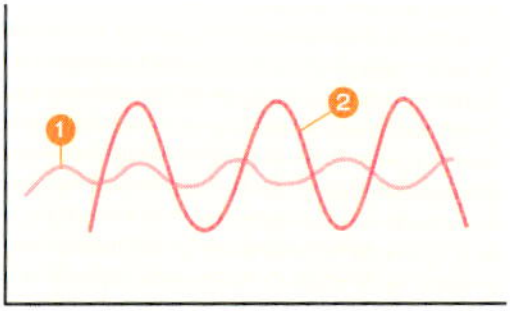

①
②

リズムが乱れる

❶低温期だけで高温期がない
❷大きく上下する
卵巣の機能低下の可能性大。
不妊の原因にも。
→婦人科へ

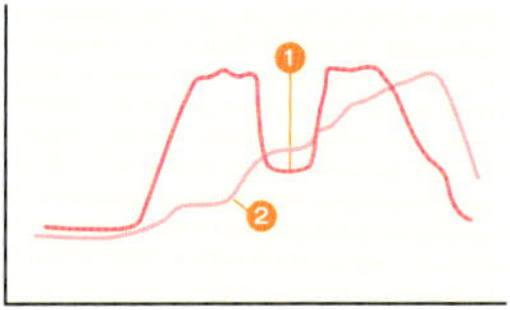

①
②

台形の形が崩れる

❶台形が一度へこむ
❷上昇がゆるやか
妊娠に備えるホルモン、
プロゲステロンが不足。
→生活リズムを整える／婦人科へ

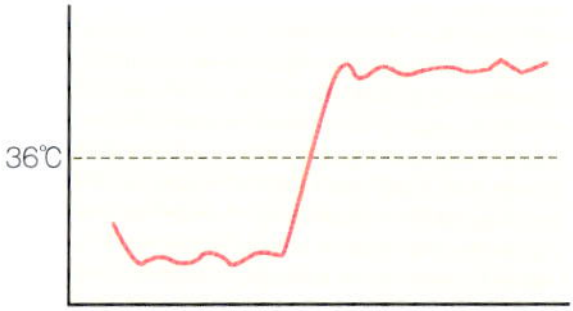

36℃

全体的に体温が低い

低温期が36℃未満
卵巣機能や代謝、免疫機能が
低下している。
→体を温め、バランスのよい
食事と生活リズムを整える

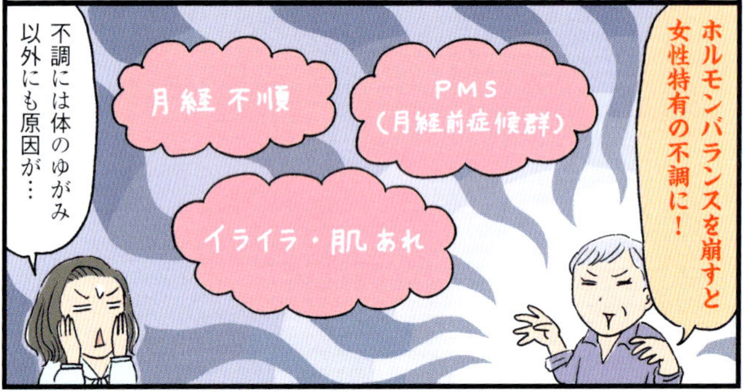

ホルモンバランスを崩すと女性特有の不調に！
月経不順
PMS（月経前症候群）
イライラ・肌あれ
不調には体のゆがみ以外にも原因が…

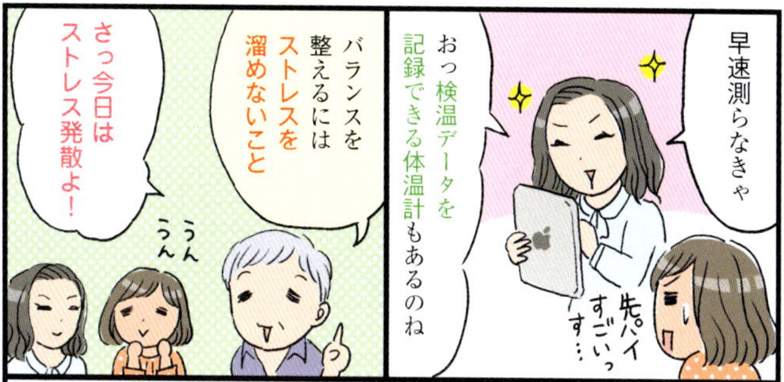
早速測らなきゃ
先パイすごいっす…
おっ検温データを記録できる体温計もあるのね
バランスを整えるにはストレスを溜めないこと
うんうん
さっ今日はストレス発散よ！

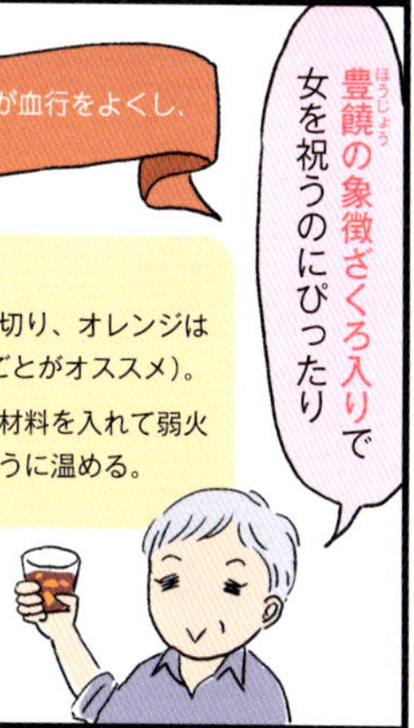
豊饒《ほうじょう》の象徴ざくろ入りで女を祝うのにぴったり

ヴァン・ショー

ほどよいアルコールが血行をよくし、リラックスできる

材料（4、5杯分）

赤ワイン…1/2本
ざくろジュース…200mℓ
オレンジ・リンゴ…各1個
はちみつ…お好みで

作り方

❶リンゴはいちょう切り、オレンジはスライスする（皮ごとがオススメ）。

❷鍋に①とその他の材料を入れて弱火で煮立たせないように温める。

※沈静作用のあるクローブ1/2個と、シナモンスティック2、3個を入れるとおいしさとリラックス効果がアップ

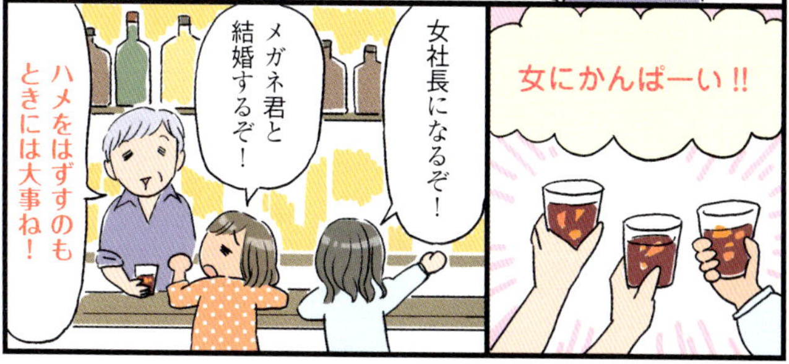
女にかんぱーい!!
女社長になるぞ！
メガネ君と結婚するぞ！
ハメをはずすのもときには大事ね！

女性ホルモンの乱れ

ホルモンバランスを整え不調解消＆魅力アップ

女性の美しさをつくり、肥満や病気からも守ってくれる女性ホルモン。一定の周期で分泌され、種類や分泌量で女性の心身に大きな影響を与えます。その働きが乱れると不調はもちろん、不妊や更年期トラブルにつながることも。ホルモンバランスをチェックし、整えることで不調を改善し、女性としての魅力アップにもつなげましょう。

ホルモン分泌の仕組み

女性ホルモンには、エストロゲン（※）とプロゲステロンのふたつがあり、脳と卵巣が情報を伝達し合って分泌されます。ストレスや卵巣機能の低下でこの連携プレーが崩れると、女性特有の不調をはじめとした様々なトラブルが生じます。

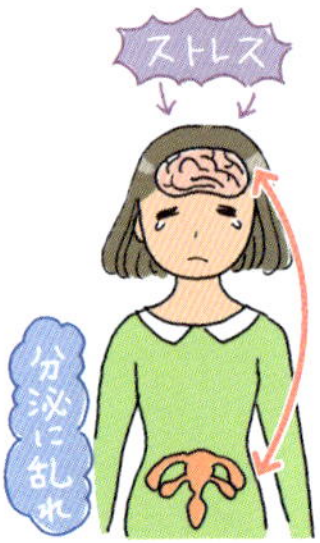

乱れが招く不調

・月経トラブル（周期の乱れ、無月経、月経痛、PMS）無月経から無排卵になり、不妊のおそれも
・精神的な不調（イライラ、憂うつ）
・体の冷え　・肌あれ
・代謝が落ちて太りやすくなる
・更年期が早くくる

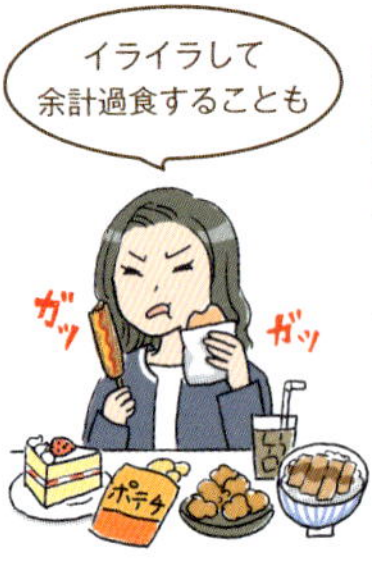
イライラして余計過食することも
ガッ
ガッ
ポテチ

※子宮の発育や乳腺の発達、美しい肌をつくるなど、女性らしい体づくりを促進させる

女性の体のリズムと特徴

自分の体のリズムを知ることで不調改善やスキンケア、ダイエットができます。基礎体温（→P107）をつけて自己チェックしましょう。

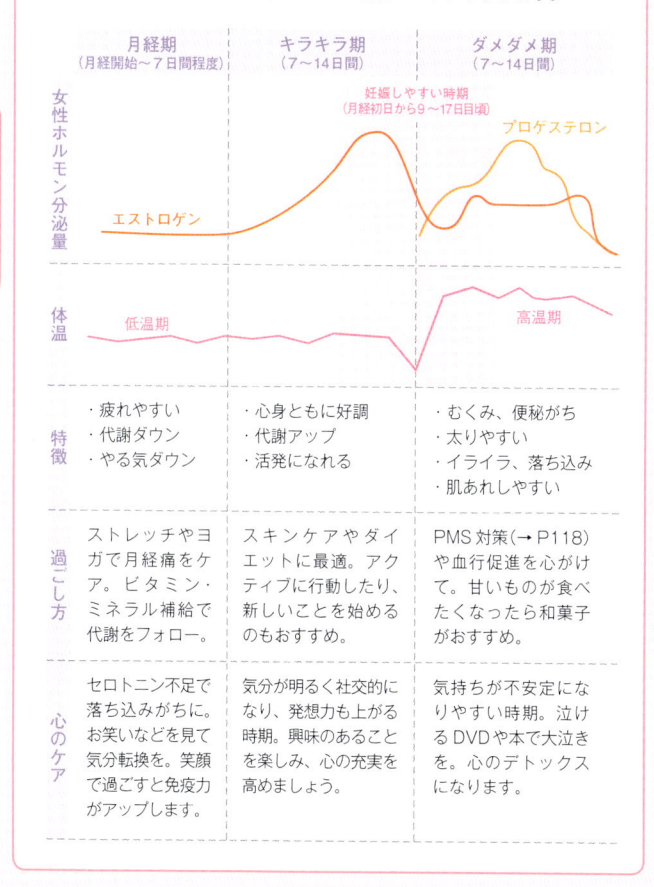

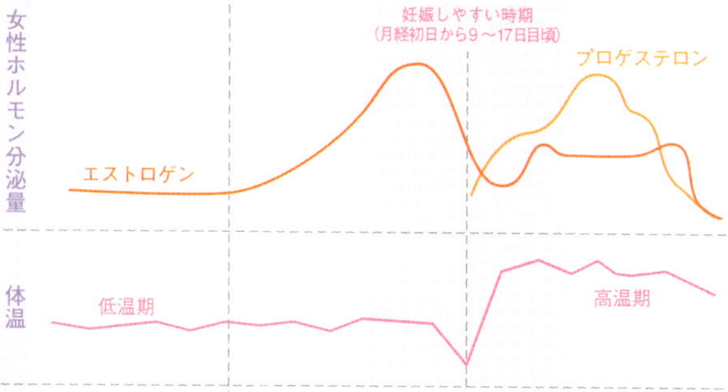
女性ホルモン分泌量
妊娠しやすい時期
（月経初日から9～17日目頃）
エストロゲン
プロゲステロン
体温
低温期
高温期

	月経期 （月経開始～7日間程度）	キラキラ期 （7～14日間）	ダメダメ期 （7～14日間）
特徴	・疲れやすい ・代謝ダウン ・やる気ダウン	・心身ともに好調 ・代謝アップ ・活発になれる	・むくみ、便秘がち ・太りやすい ・イライラ、落ち込み ・肌あれしやすい
過ごし方	ストレッチやヨガで月経痛をケア。ビタミン・ミネラル補給で代謝をフォロー。	スキンケアやダイエットに最適。アクティブに行動したり、新しいことを始めるのもおすすめ。	PMS対策(→P118)や血行促進を心がけて。甘いものが食べたくなったら和菓子がおすすめ。
心のケア	セロトニン不足で落ち込みがちに。お笑いなどを見て気分転換を。笑顔で過ごすと免疫力がアップします。	気分が明るく社交的になり、発想力も上がる時期。興味のあることを楽しみ、心の充実を高めましょう。	気持ちが不安定になりやすい時期。泣けるDVDや本で大泣きを。心のデトックスになります。

女性ホルモンを整える ～生活編～

女性ホルモンを整えるのに必要なのは、心身を健康に保つこと。体によい生活＋αで自然と整います。

NG

- □お風呂はシャワーのみ
- □寝る直前までPC、スマホのチェック
- □タバコ・過度のアルコール
- □質の悪い睡眠、寝不足
- □不規則な暮らし
- □偏った食事

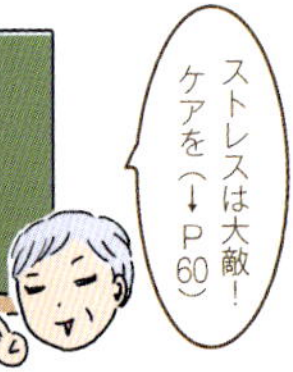

ストレスは大敵！ケアを（→P60）

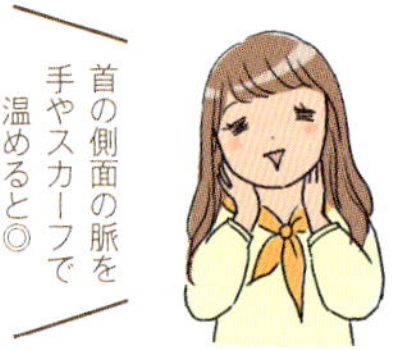

首の側面の脈を手やスカーフで温めると◎

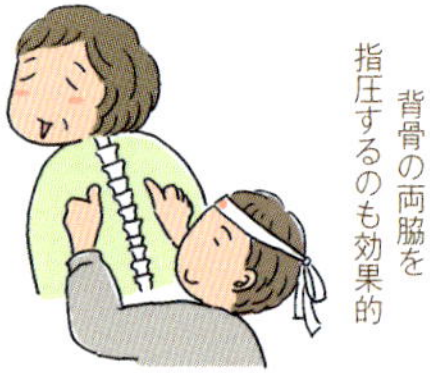

背骨の両脇を指圧するのも効果的

血流促進で体を温める

全身の血流促進で栄養や酸素を体に行き渡らせ、女性ホルモンを活性化。温めグッズや体を動かして冷えトリ（→P44～）を。

自律神経を整える

ストレスで交感神経が優位になると、ホルモンバランスを崩す要因に。ストレッチやヨガ（→P20、62）でケアをしましょう。

トキメキを大切に

トキメキによって分泌されたドーパミンが卵巣を刺激し、エストロゲンの分泌を促します。

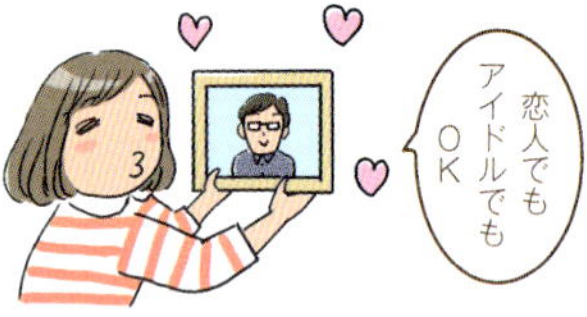

恋人でもアイドルでもOK

平熱36℃未満の低体温にも注意！

低体温（→P44）は、肌あれや無月経、不妊の原因になります。体全体が冷えているため、冷えの自覚症状がないのも怖いところ。夜型生活や運動不足を断ち、お腹や太ももを常に温めて改善しましょう。

女性ホルモンを整える ～食事編～

栄養バランスのいい食生活に加え、女性ホルモンの働きを高める食材を積極的にとりましょう。

卵

女性ホルモンの材料となるコレステロールがたっぷりで栄養抜群。

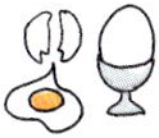

大豆

イソフラボンが女性ホルモンに似た働きをし、食物繊維も豊富。

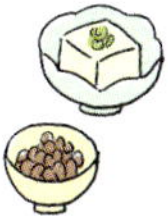

黒い食べ物

黒豆やひじき、黒ごまなどがホルモンを生む腎臓の働きを活性化。

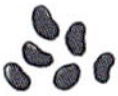

鉄分が豊富な食材

ホルモン分泌をサポート。レバーやあさり、納豆、プルーン、ほうれん草が◎。

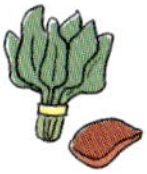

亜《あ》麻《ま》仁《に》油、シソ油、えごま油など、オメガ3を含む油もホルモン調整に◎。

女性ホルモン活性化レシピ 卵と豆腐のフワフワ丼

女性ホルモン活性化食材に、体を温めるしょうがで血流もアップ。

材　料（1人分）
- 玄米ご飯…1杯分
- 卵…1個
- 水切りした豆腐…100～200ｇ
- めんつゆ…お好みの量
- A
  - 黒ごま…適量
  - 刻みしょうが…適量
  - 三つ葉…適量

作り方
1. 卵と豆腐をボウルに入れて混ぜ、めんつゆを加えて味をつける。
2. 熱したフライパンに1を流し入れ、火を通す。
3. 火が通ったら、器によそった玄米ご飯の上に乗せ、Aを散らす。

豆腐はつぶしても
形を残してもOK
お好みで！

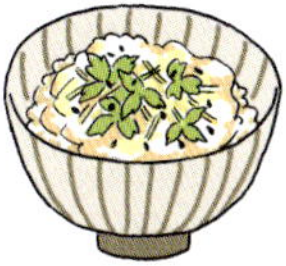

女性ホルモン活性化ストレッチ

お尻と足のつけ根の筋肉をほぐして血行をよくします。骨盤のゆがみをとって、骨盤周辺の血流をアップ！

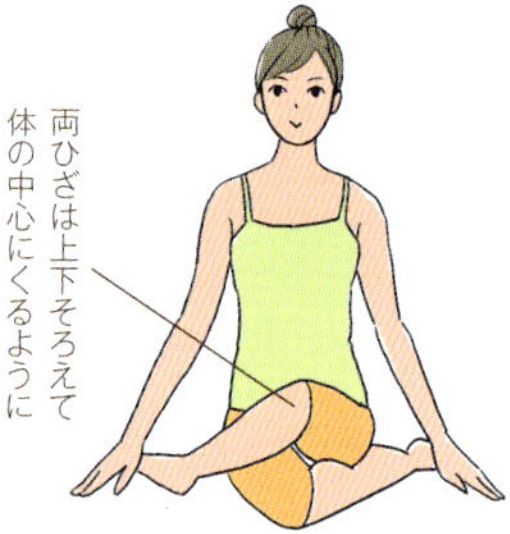
両ひざは上下そろえて体の中心にくるように

❶ 両ひざを曲げて座り、左足を右足の上に乗せて交差させる。

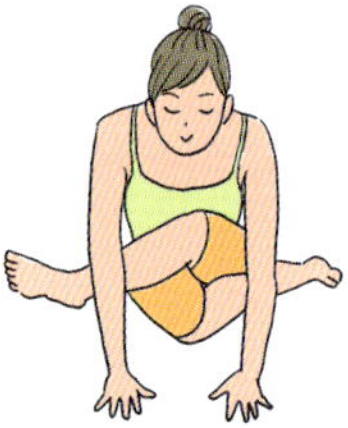

❷ 背筋を伸ばし、胸をひざにつけるように上体を前に倒す。３～５呼吸分キープ。

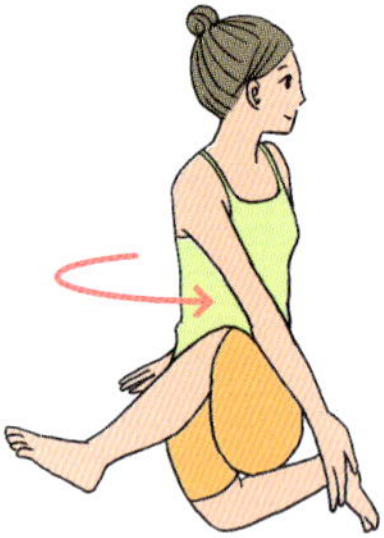

❸ 上体を戻し、左に体をねじり、３～５呼吸分キープ。足を組み替え、②と③を行う。③では右に体をねじる。

ひざが痛い人は

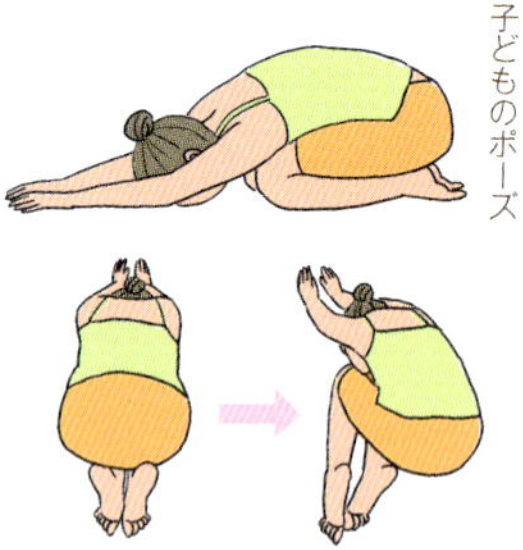
子どものポーズ

ヨガの子どものポーズから、お尻を左右に落とし、それぞれ３～５呼吸分キープ。

女性ホルモン活性化のツボ

女性ホルモンや子宮に直接働きかけるツボをこまめに刺激し、不調を和らげるとともに女性らしさをアップさせましょう。

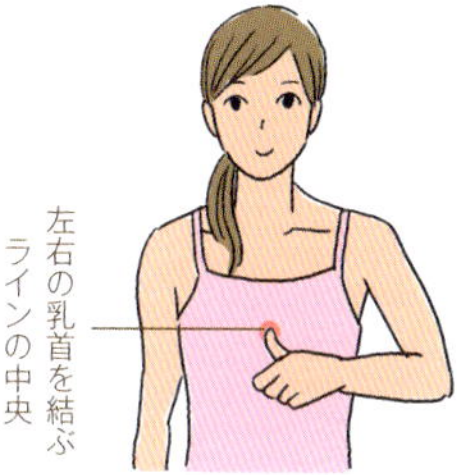
左右の乳首を結ぶラインの中央

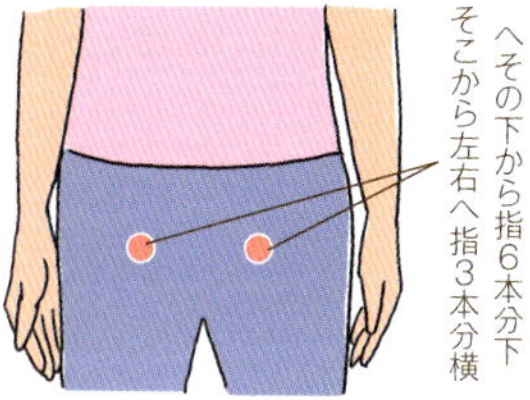
へその下から指6本分下
そこから左右へ指3本分横

だん中《ちゅう》

女性ホルモンの働きを促し、バストアップやストレス改善、自律神経を整えます。親指で３秒押しして３秒離すを３回行います。

帰来《きらい》

婦人系の臓器の働きを高めるツボ。月経不順や月経痛の改善、美肌効果も。親指の腹や手の甲で円をかくように指圧します。

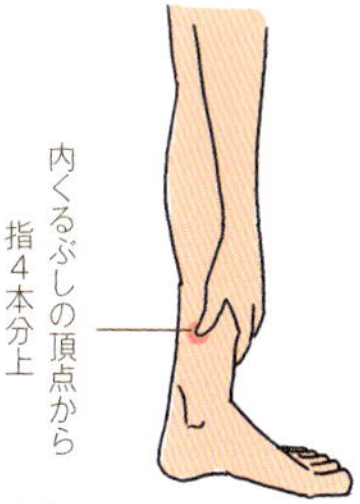
内くるぶしの頂点から
指４本分上

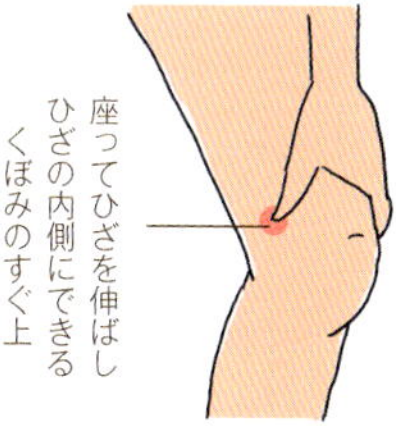
座ってひざを伸ばし
ひざの内側にできる
くぼみのすぐ上

三陰交《さんいんこう》

ホルモンの分泌を調整し、生殖器の血流を促進させます。婦人病全般や冷えに効果的。親指を深く押し込んで指圧します。

血海《けっかい》

滞った血流を解消し、月経周期を整えてくれるツボ。月経中の腰や下腹部の痛みにも◎。親指で数回指圧します。

月経不順

骨盤のゆがみを直して女性特有の悩みを解決！

月経不順の原因は、女性ホルモンの乱れや偏った食生活、骨盤のゆがみなどがあげられます。骨盤がゆがむと、本来子宮や卵巣を支えている筋肉や靭帯《じんたい》が緊張し、子宮・卵巣を圧迫、神経伝達や血流が悪くなり、月経不順や月経痛につながります。ストレス解消と栄養バランスのとれた食事、ゆがみトリで安定した周期に整えましょう。

正常な月経とは？

体が未成熟な思春期や閉経前は不安定になりがちですが、左記が基準となります。

□月経周期（月経開始日～次の月経開始日の前日）が25～38日
□月経が3～7日続く
□経血が多い日でも、2時間に1度ナプキンを替えればOKな量

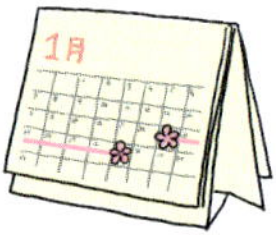
1月

月経開始日や終了日は必ずメモして

こんな場合は婦人科へ

・周期が24日以内の頻発月経
・周期が39日以上の稀発月経
・月経が3ヵ月以上ない無月経
・月経以外に出血や痛みがある
・月経痛が強い（鎮痛剤が効かない、仕事や生活に支障が出る）
・月経痛が長引く
・レバーのような血の塊《かたまり》が出る

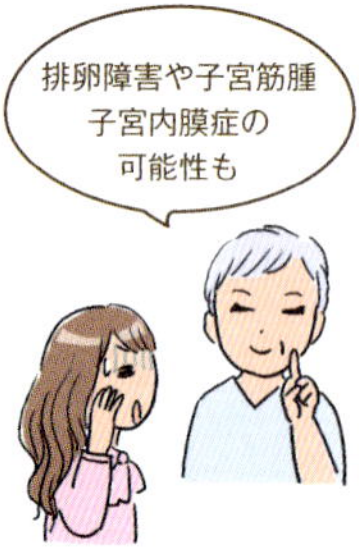
排卵障害や子宮筋腫
子宮内膜症の
可能性も

月経不順解消ヨガ

股関節を伸ばし、骨盤のゆがみをとって血流を改善します。腰周りがほぐれるので、腰の重くなる月経中にもおすすめ。

❶ 両足の裏をつけて座り、ひざは楽に開く。背筋が反りすぎたり、丸くならないように。

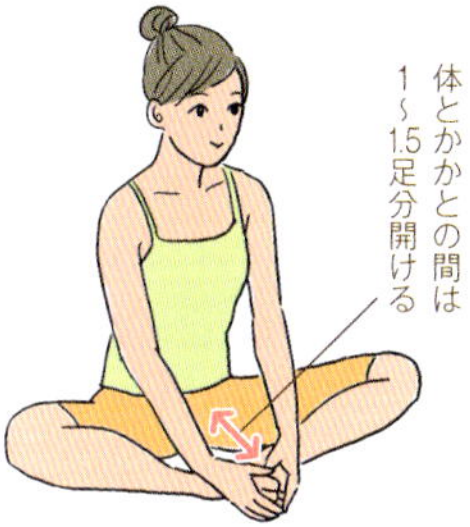
体とかかとの間は
1〜1.5足分開ける

❷ 足を手で押さえ、上体をまっすぐに保ったまま前へ倒す。

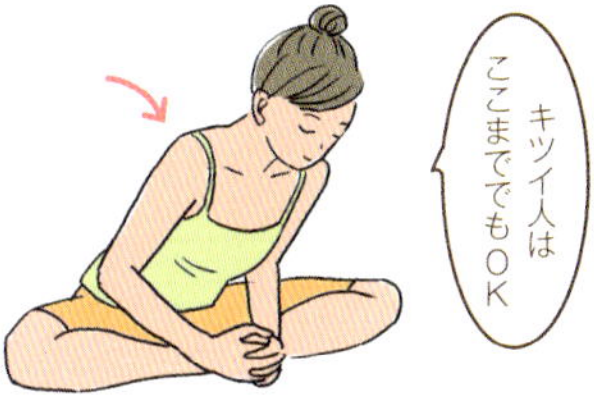
キツイ人は
ここまででもOK

❸ さらに上体を倒し、両手を床につける。気持ちいいと感じる姿勢で3〜5呼吸分キープ。

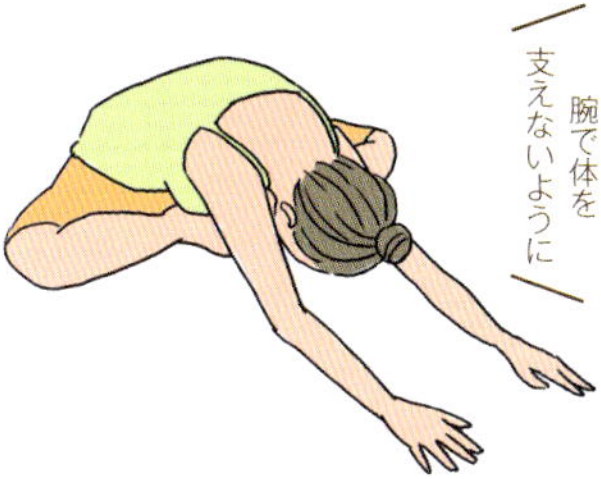
腕で体を
支えないように

PMS（月経前症候群）

起こる不調と時期を知ることがケアの一歩

月経の約2週間前から起こる心身の不調をPMS（月経前症候群）といいます。主な原因はホルモンバランスの一時的な乱れ。日常生活や仕事に支障をきたすこともあるので、自分の症状や起こる時期を知り、ホルモンバランスを整えて改善を。

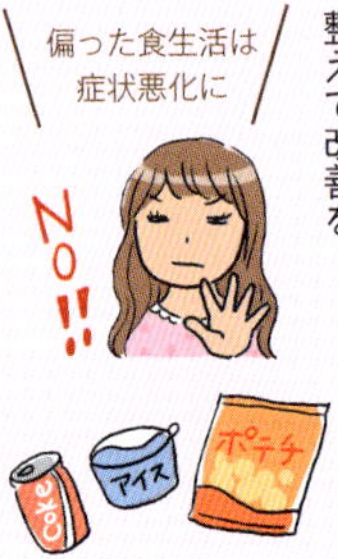
偏った食生活は
症状悪化に
NO!!
ポテチ
アイス
Coke

主な症状

体

むくみ・肌あれ・眠気
肩こり・頭痛・便秘・腰痛
下腹部痛・乳房の張り
食欲が増す、減る

心

イライラ、クヨクヨする
不安になる・やる気が出ない
集中力がなくなる・八つ当たりする・失敗が増える
感情をコントロールできない

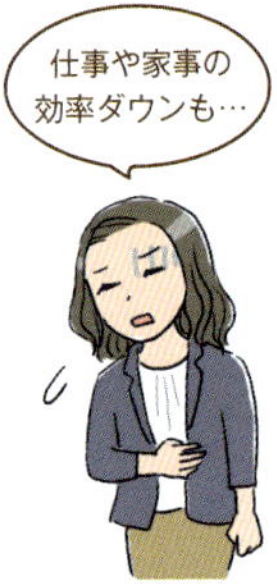
仕事や家事の
効率ダウンも…

自己管理とケアが大切

PMSのケアは自己管理から。基礎体温をつけ、症状の出る時期を知り、バランスのよい食生活やストレス緩和を心がけて。物事がうまく進まなくても必要以上に落ち込まず、普段よりゆっくり過ごすことが大切です。周囲に話して理解を得ることも◎。

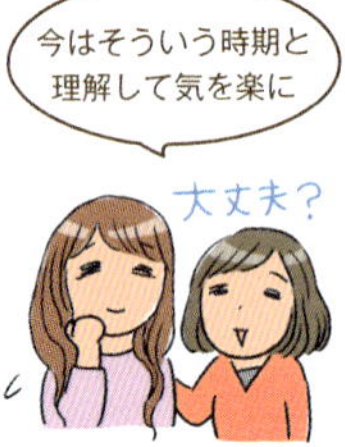
今はそういう時期と
理解して気を楽に
大丈夫？

PMSのイライラに効くストレッチ

エネルギーの通り道・経絡《けいらく》を刺激し、イライラを解消。月経痛にも◎。

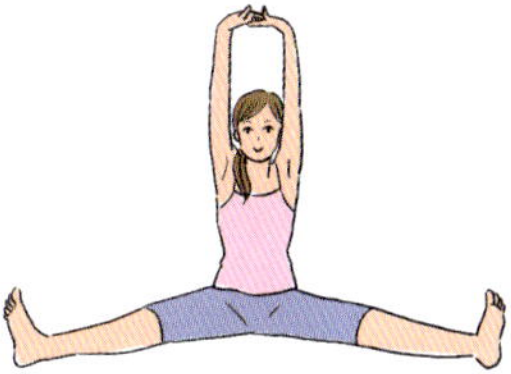

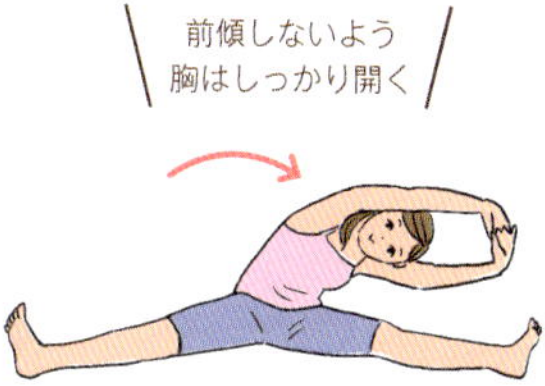

❶ 足を広げてつま先を立て、頭の上で手を組み腕を伸ばす。手の平を返して天井に向ける。

❷ 手を遠くに伸ばすイメージで上体を横に倒し、体の側面を伸ばす。反対も行う。

症状の軽減につながる骨盤ゆがみトリメニュー（→ P184）もおすすめ。

PMSを改善する食事

月経前に体の機能を調整するビタミンやミネラルを積極的にとって症状緩和を。血糖値を急激に上下させ、自律神経を乱す食材は控えましょう。

おすすめ食材	豆類、緑黄色野菜、海草類、バナナ 精製されていない穀類（玄米、そばなど） ビタミンB_6を多く含む食材（マグロ、にんにく、レバーなど）
避けたい食材	砂糖、チョコレート、塩分の多いもの カフェインの入った飲み物（コーヒー・紅茶・日本茶など） アルコール、精製された白い食べ物（食パン・白米・うどんなど）

γ《ガンマ》-リノレン酸（月見草などの種子油・昆布など）も月経前におすすめ。

月経痛

月経は体リセットの期間 快適に過ごせるケアを

月経時の下腹部痛は、子宮を収縮させるホルモンの過剰分泌、経血が通る子宮口の狭さが引き起こすもの。ストレスや冷え、骨盤のゆがみが痛みを強めることもあります。冷えトリや軽い運動で体を温め、ゆがみトリで症状を和らげましょう。また、生活に支障が出る場合は、子宮内膜症や子宮筋腫など病気の可能性があるので早めに病院へ。

体をゆるめて&温かく

月経中は血管収縮が強くなって血流が滞りがちなので、積極的に冷えトリを（→P44～）。体を締めつける下着や服装は血行不良を招くのでNG。また、ずっと同じ姿勢でいると血流が滞るため、30分に1度は歩いたり、屈伸運動をして血流アップを。

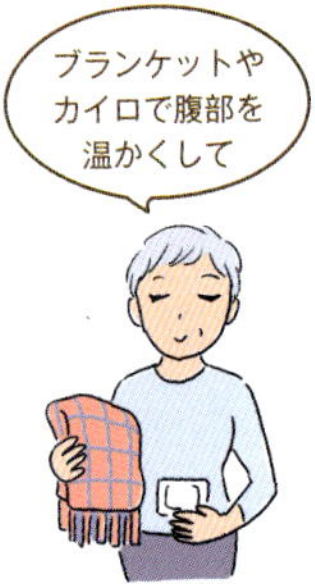
ブランケットや
カイロで腹部を
温かくして

つらさを和らげる食材

月経時には栄養バランスのとれた食事と左記の食材が◎。

DHA
月経痛に効果的
アジ、サバ、イワシなど

ビタミンB6
腰痛など不快症状に効果的
レバー、マグロ、サンマなど

ビタミンE
血行促進に効果的
ナッツ類、ごま、アボカドなど

血液循環を促す食材も◎

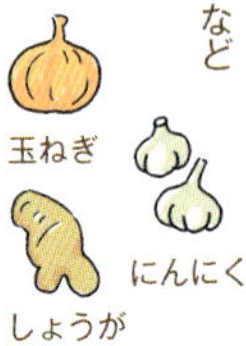
玉ねぎ
にんにく
しょうが

月経痛を即解決！ポーズ

溜まった経血を押し出そうとして子宮が強く収縮すると痛みが増します。骨盤を高く上げ、子宮内の鬱《うっ》血をとることでケアしましょう。

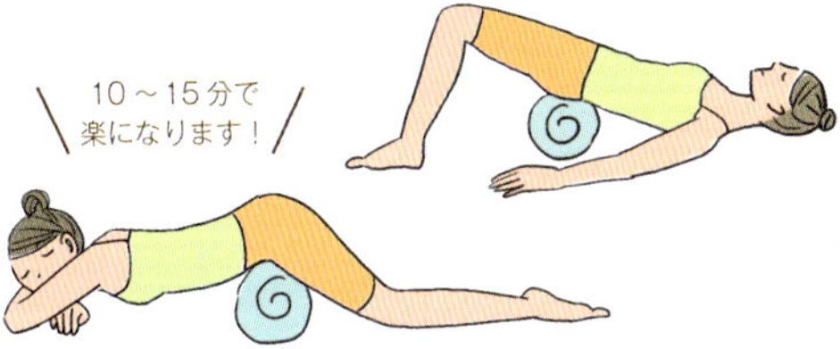
10～15分で
楽になります！
ホットタオルで足首を温めると効果アップ

枕やクッションを使って骨盤の位置を高くし、楽になるまでキープ。
仰向けでもうつ伏せでも気持ちよい方でOK。

痛みがつらい場合はうつ伏せで行い、上から布団をかけると効果的です。
ゆりかご運動（→ P29）もおすすめ。

ハーブティーで痛みを緩和

冷たいドリンクやカフェイン入りの飲み物は血行不良のもと。月経時には不調を和らげる効果のあるハーブティーがおすすめです。

ラズベリーリーフティー

妊娠・安産のお茶と呼ばれ、月経痛緩和に効果的。月経開始予定日の1週間前から飲み続けて。飲み方はP74を参照。

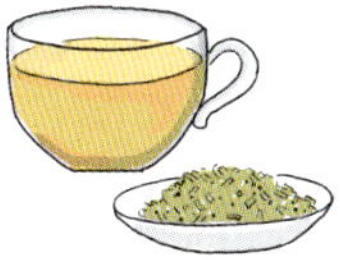
月経不順やPMSにも◎

鬱《うっ》血をとる作用のあるカモミールティーや、気分をスッキリさせてくれるペパーミントティー、体を温めるジンジャーティーもおすすめ。

月経痛改善ヨガ

子宮周辺の筋肉をほぐし、骨盤のゆがみトリに効果的です。日常的に行うことで、月経痛の軽減につながります。胃炎や冷え性にも◎。

❶ 正座の姿勢から右ひざを立て、少し前かがみになり、両手の平を床につける。

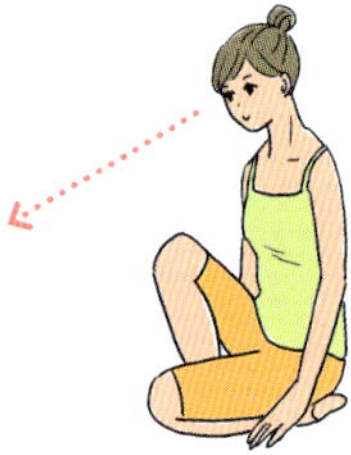
目線は前方下へ

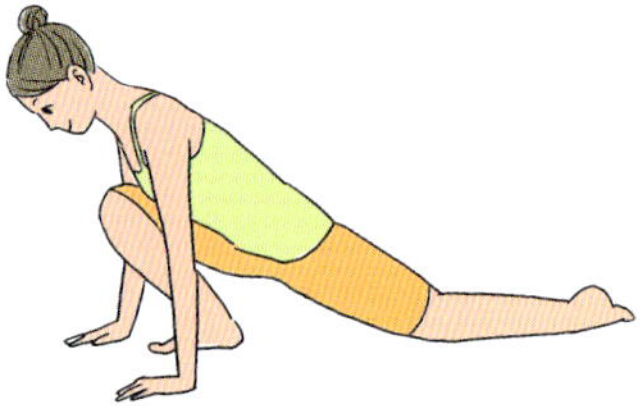

❷ 右足はそのままで、左足を後ろへ伸ばし甲を床につける。体を前に傾け、息を吐く。

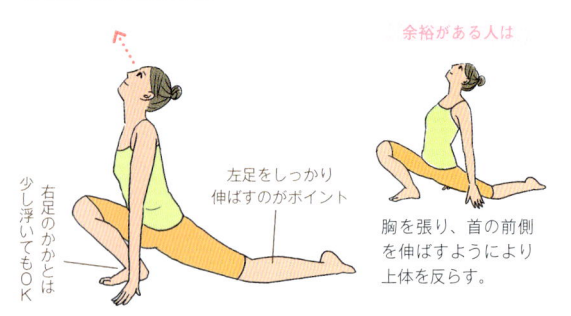

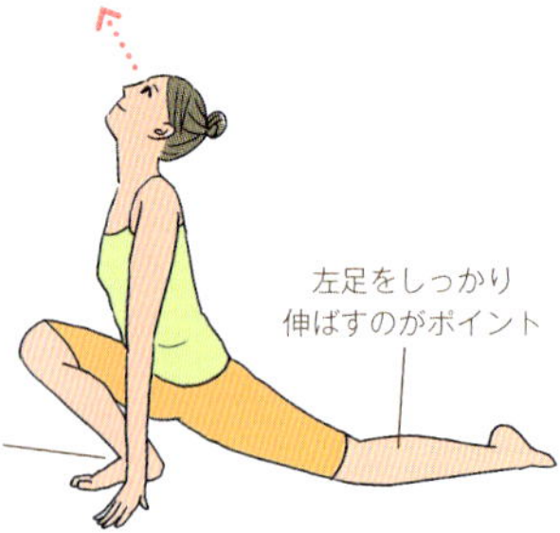
右足のかかとは
少し浮いてもＯＫ
左足をしっかり
伸ばすのがポイント

余裕がある人は

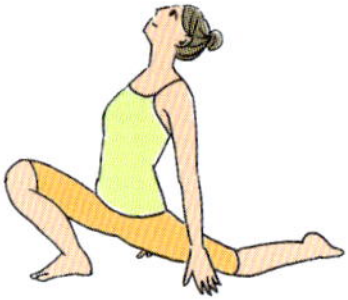

胸を張り、首の前側を伸ばすようにより上体を反らす。

❸ 息を吸いながら上体を起こし、視線を天井へ向ける。
3～5呼吸分キープ。息を吐きながら②に戻り、反対も行う。

月経痛改善ストレッチ

ストレッチで骨盤周辺の血行をよくし、月経痛を軽減させましょう。オフィスでもできるので仕事の合間におすすめです。

❶ イスに浅めに座り、右足を伸ばす。手を腰に当てて上体を前へ倒し、3～5呼吸分キープ。反対も行う。

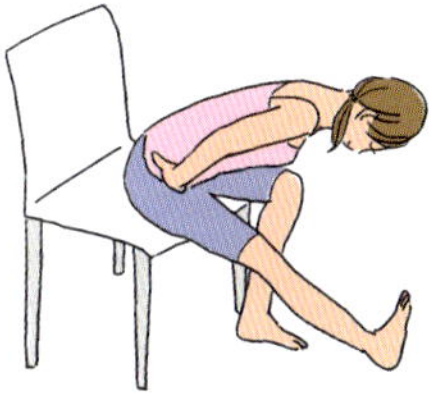

❷ イスに深めに座り、上体をねじって、左ひじを右ひざの外側につける。右手はイスの背を持って。3～5呼吸分キープ。

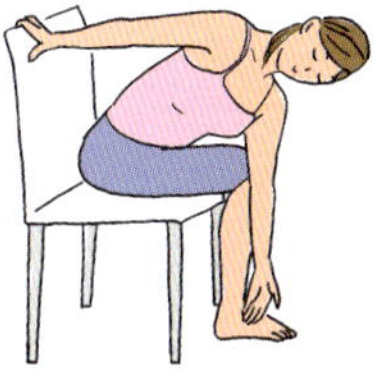

❸ 指先を内側に向けて両手を前へ伸ばし、デスクに置く。上体をやや倒し、3～5呼吸分キープ。

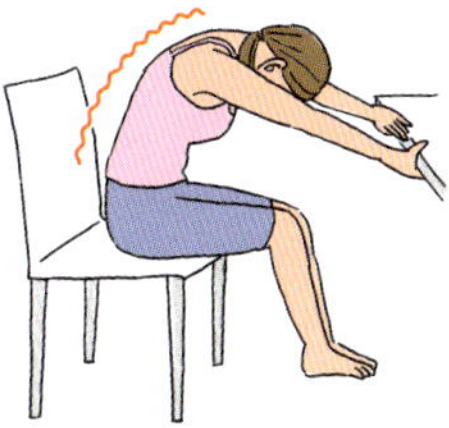

アロマは頼れるセラピスト

乱れた女性ホルモンを整え、心を癒してくれるアロマテラピー。“好きな香り”を選ぶと効果が高まります。

女性の不調に効く3大アロマ

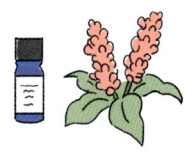

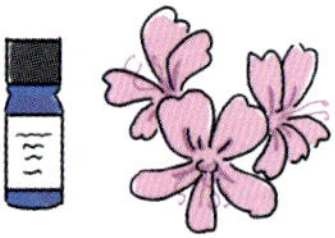

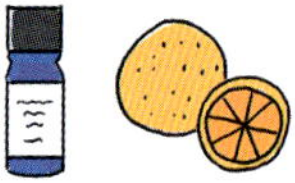

	クラリセージ	ゼラニウム	スイートオレンジ
特徴	女性ホルモンに似た成分を含み、女性の不調に特におすすめ。骨盤の開閉をスムーズにする作用も。	バラに似た香りで使いやすく、女性の不調に◎。月経1週間前から使うと月経痛緩和に効果的。	血管を拡張する働きがあり、血流アップに効果的。落ち込んだ気持ちを明るくさせてくれます。
効能	月経痛・PMS・更年期障害・体のこり・不眠の改善	月経痛・PMS・更年期障害・うつ気分の改善	冷え・むくみ・肩こりの改善、リフレッシュ効果
注意	妊婦や子宮内膜症、経血が多い人はNG。酒、睡眠薬との併用や運転前は×。	妊娠中は避け、マッサージの際、敏感肌の人は濃度を薄めに。	肌に塗り、日光に当たるとかぶれや色素沈着を起こす光毒性。日中の塗布は×。

症状別・不調に効くアロマ

月経不順	ラベンダー、ニアウリ
月経痛	ラベンダー、ニアウリ、ローマンカモミール
PMSのイライラ・不安	ローマンカモミール、ネロリ
PMSのむくみ	ジュニパー、グレープフルーツ

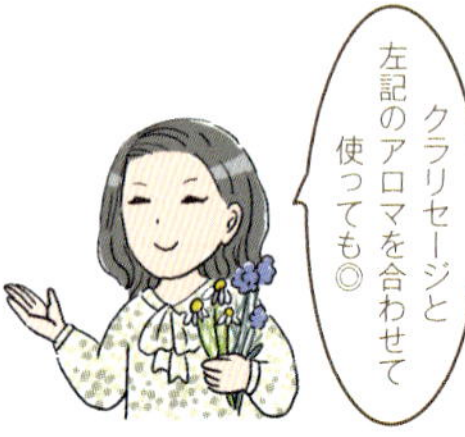

アロマママッサージ

材料（30mℓ分）

希釈オイル（月見草オイルが◎）…30mℓ
精油…6 滴
※精油の濃度は希釈オイルに対して１％が目安

作り方

希釈オイルと精油を合わせてよく混ぜる。

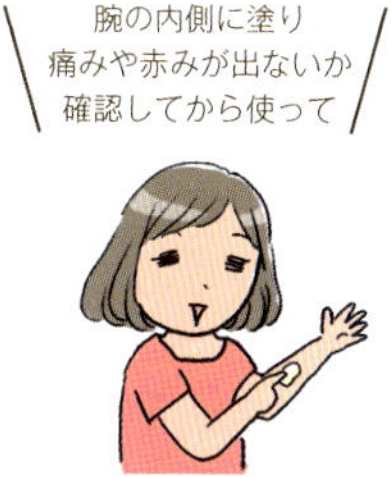
腕の内側に塗り
痛みや赤みが出ないか
確認してから使って

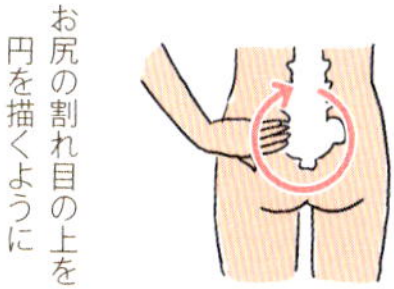
お尻の割れ目の上を
円を描くように

仙骨をマッサージするとホルモンバランスが整います。半身浴後に行うと効果的。リラックス効果もあります。

酸化するので使い切るのが◎。煮沸消毒した遮光ビンなら約１ヵ月保管可能。

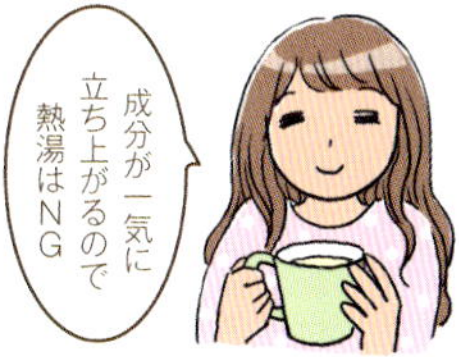
成分が一気に
立ち上がるので
熱湯はNG

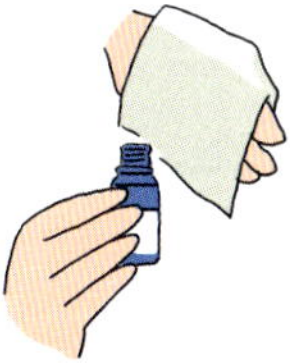

マグカップ蒸気浴

約 40℃の湯 200mℓをマグカップに注ぎ、精油を1～2 滴注ぐ。精油成分を呼吸でとり込みます。

ティッシュ de アロマ

ティッシュ 1 枚に1～2 滴の精油を含ませ、ブラジャーと胸の間に。1日ほのかに香ります。

妊婦、妊娠の可能性がある人はケトン類、フェノールを多く含む精油（ローズマリー、ペパーミント、ジャスミンなど）は避けましょう。

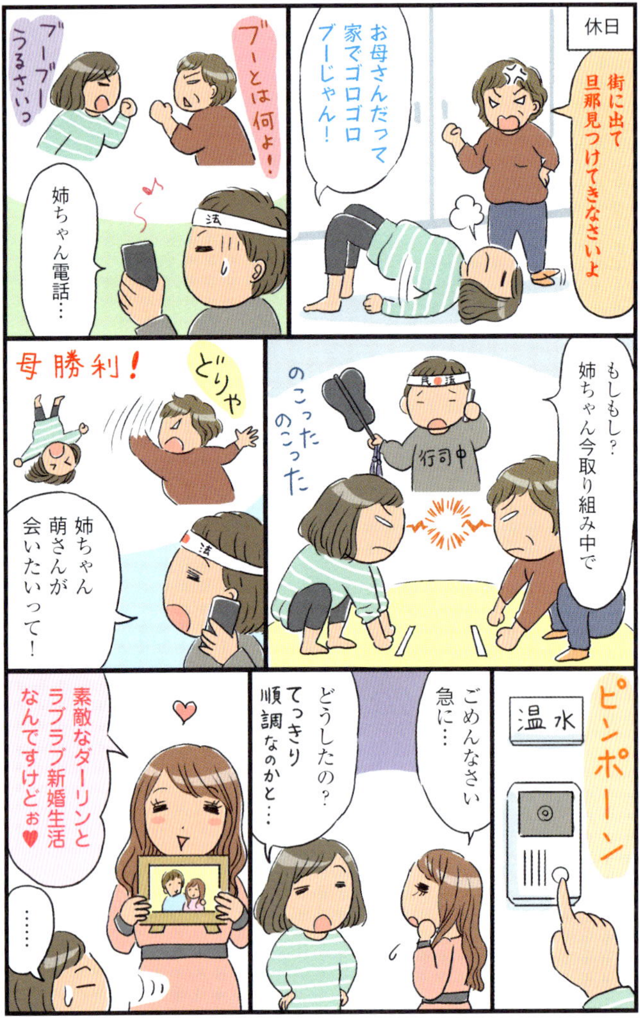

休日
街に出て旦那見つけてきなさいよ
お母さんだって家でゴロゴロブーじゃん！
ブーとは何よ！
ブーブーうるさいっ
姉ちゃん電話…
もしもし？姉ちゃん今取り組み中で
のこったのこった
行司中
どりゃ
母勝利！
姉ちゃん萌さんが会いたいって！
温水
ピンポーン
ごめんなさい急に…
どうしたの？てっきり順調なのかと…
素敵なダーリンとラブラブ新婚生活なんですけどぉ♥
……

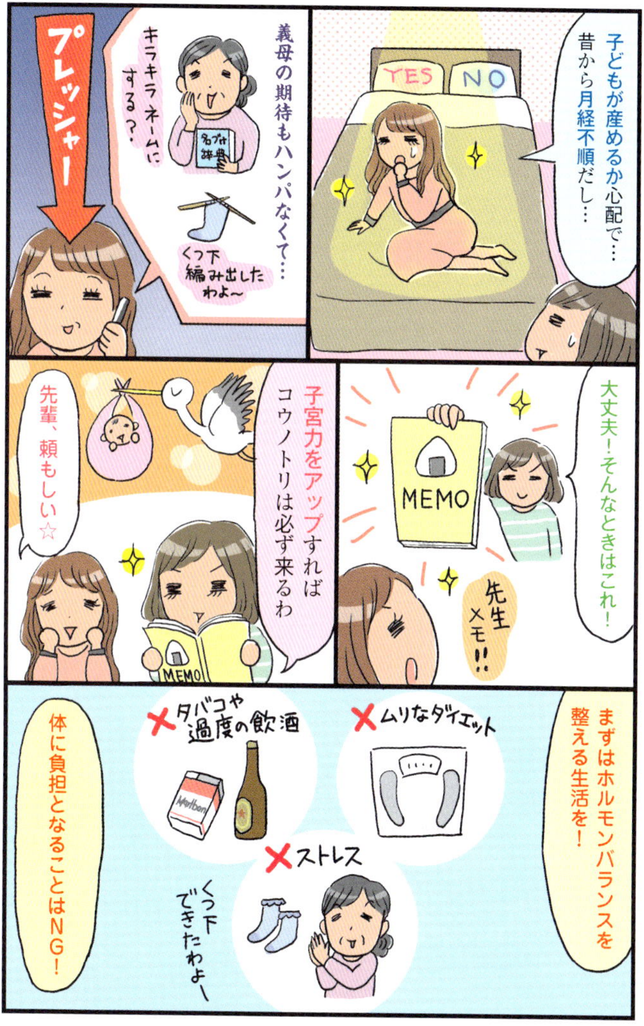

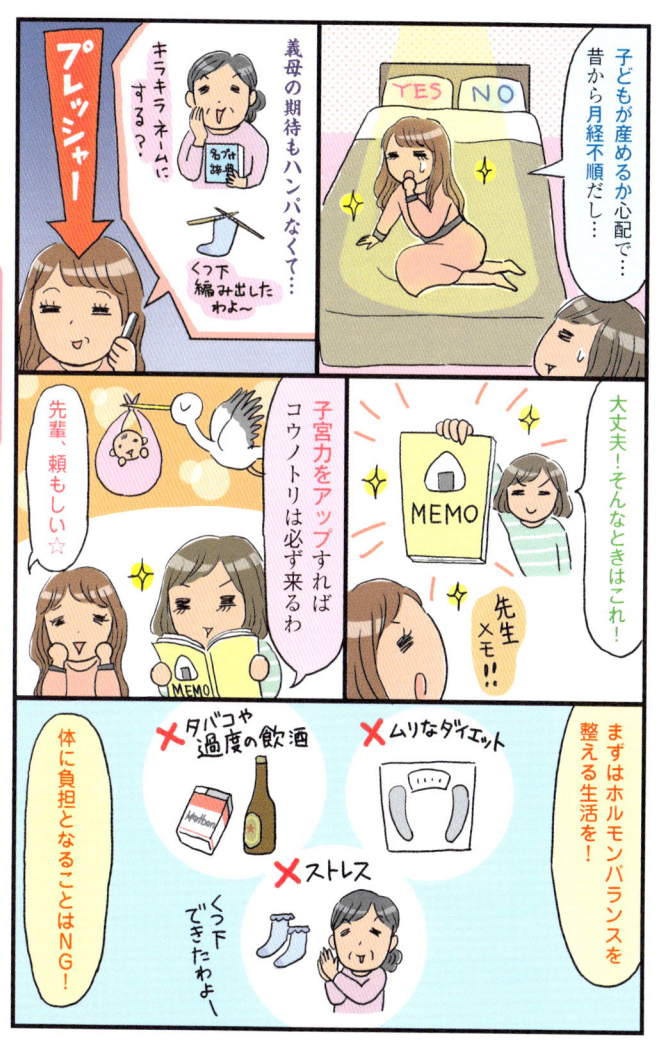

子どもが産めるか心配で…
昔から月経不順だし…
YES
NO
義母の期待もハンパなくて…
キラキラネームにする?
名づけ辞典
くつ下編み出したわよ～
プレッシャー!
大丈夫! そんなときはこれ!
MEMO
先生メモ!!
子宮力をアップすればコウノトリは必ず来るわ
先輩、頼もしい☆
MEMO
まずはホルモンバランスを整える生活を!
×ムリなダイエット
×タバコや過度の飲酒
×ストレス
くつ下できたわよ～
体に負担となることはNG!

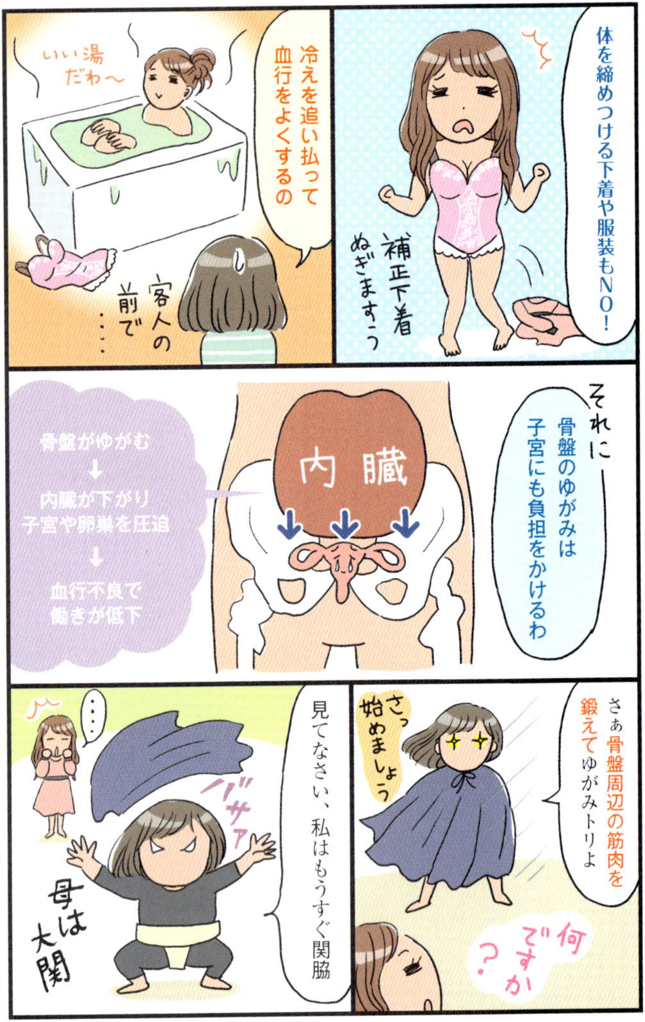
体を締めつける下着や服装もNO!
補正下着ぬぎますっ
冷えを追い払って血行をよくするの
いい湯だわ〜
客人の前で・・・・
それに
骨盤のゆがみは子宮にも負担をかけるわ
内臓
骨盤がゆがむ
↓
内臓が下がり子宮や卵巣を圧迫
↓
血行不良で働きが低下
さぁ骨盤周辺の筋肉を鍛えてゆがみトリよ
さっ始めましょう
何ですか?
見てなさい、私はもうすぐ関脇
バサァ
・・・
母は大関

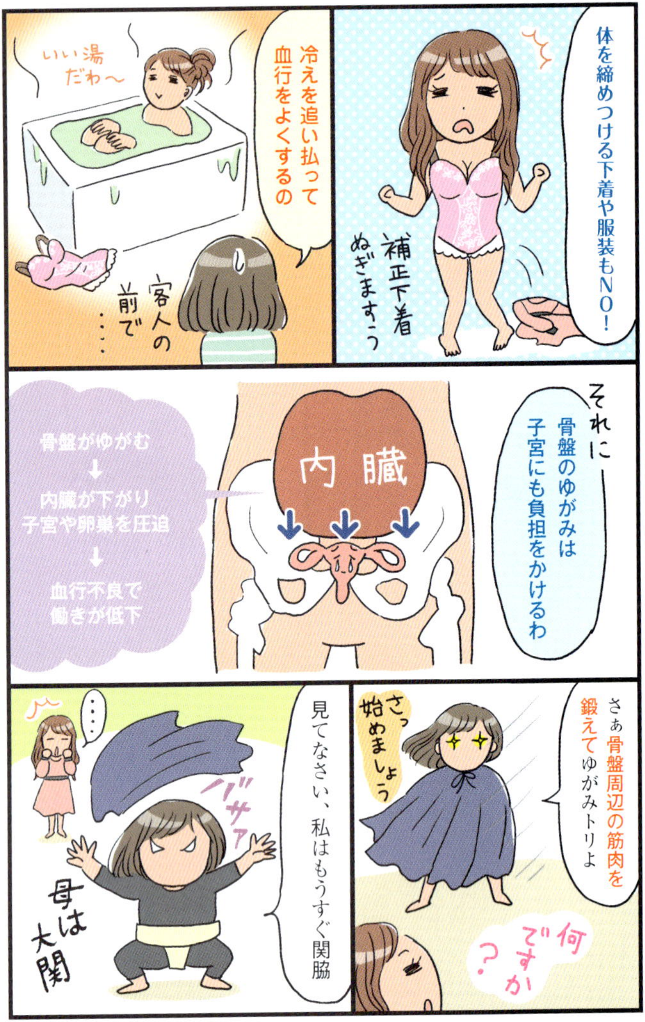

どすこい体操

骨盤周りの筋肉を鍛えて内臓を引き上げる！

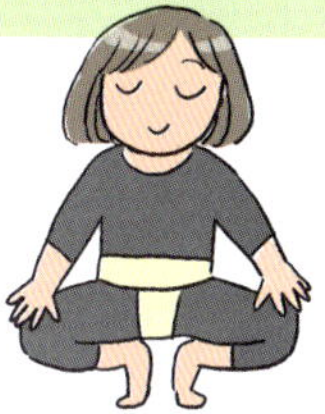

1 つま先立ちで腰を下ろす。かかとにお尻をのせて背筋をまっすぐキープ。

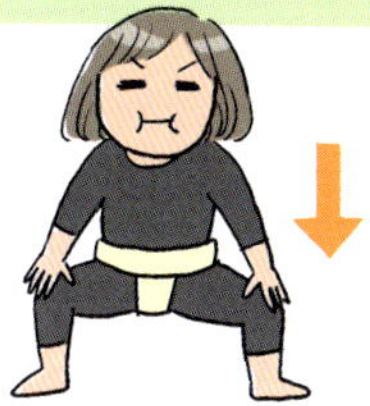

2 足を開いたら腰を落とし、背筋を伸ばす。

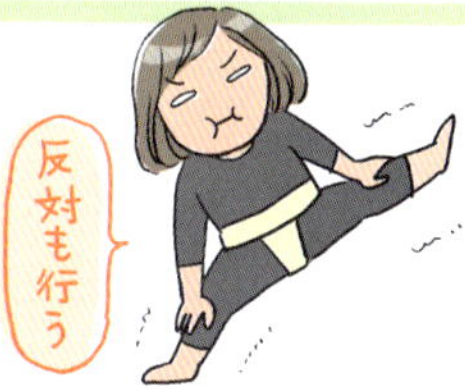
反対も行う

3 右足に体重をのせて左足を上げる。少し静止し、左足を下ろすと同時に腰も下ろす。

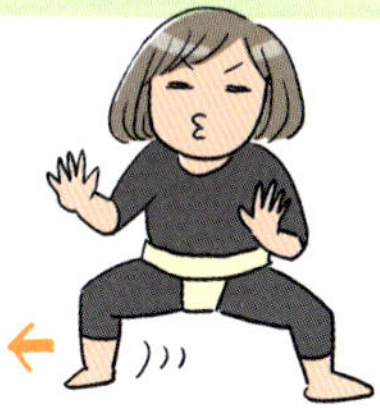

4 ②の姿勢に戻り、手の平を前に向け、右足右手、左足左手と交互に出して前進する。

※腰・ひざ・足首が痛い人は無理をせず、近くに人やもののないところで行いましょう

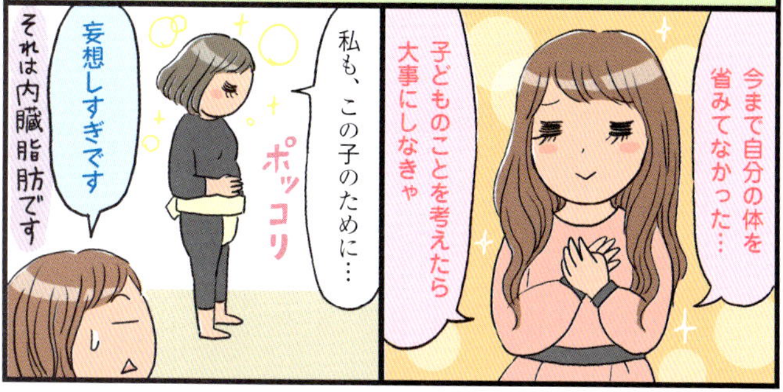
今まで自分の体を省みてなかった…
子どものことを考えたら大事にしなきゃ
私も、この子のために…
ポッコリ
妄想しすぎです
それは内臓脂肪です

妊娠力アップ

健康でしなやかな子宮とホルモンバランスがカギ

妊娠を望む女性に大切なのは健康な子宮や卵巣、整ったホルモンバランス。骨盤のゆがみトリで健康かつ、しなやかな子宮づくりを。女性ホルモンの乱れを整え（→P110～）、妊娠力を高めましょう。

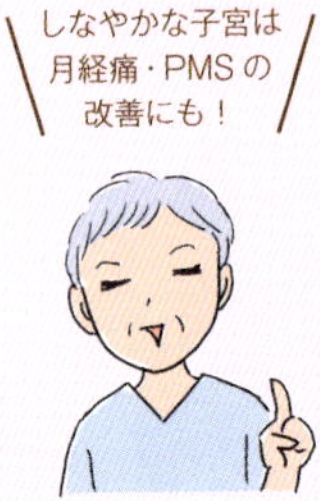
しなやかな子宮は
月経痛・PMSの
改善にも！

産めるリミットを意識

子宮や卵巣の機能は加齢とともに低下。35歳での出産の可能性は20代の半分になるといわれています。高齢出産は流産の確率が上がったり、育児や仕事とのバランスなど体力面での不安もあります。40代の出産・育児となれば親の介護と重なる場合も。妊娠を望むならいつ頃がよいかを考え、そこに向けての体づくりを行いましょう。

体の声に耳を傾けて

30歳を過ぎると子宮・卵巣の機能低下により、子宮筋腫や子宮がん、子宮頸がん、子宮内膜症などを発症しやすくなります。日頃から月経周期や月経痛の有無、基礎体温などを記録し、変化を感じたらすぐ病院へ。

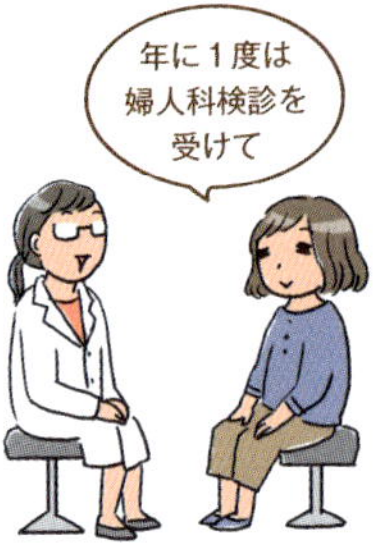
年に1度は
婦人科検診を
受けて

妊娠力アップのポイント

子宮・卵巣にダメージを与える習慣を避け、妊娠力を高める生活と食事を心がけましょう。

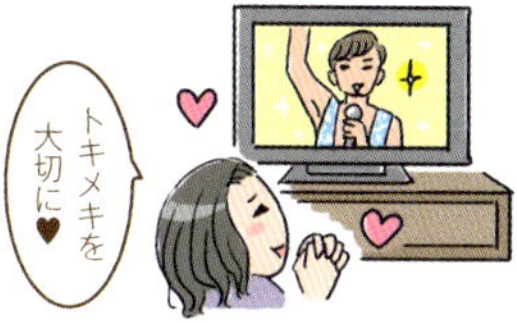

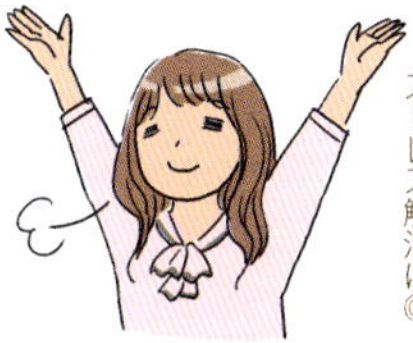

深い呼吸（→P15）はストレス解消に◎

ホルモンバランスを整える

妊娠するには正常な月経、排卵が行われていることが原則。基礎体温をつけ、ホルモンバランスを整えましょう（→P110～）。

体全体を健康に

栄養バランスのとれた食事と規則正しい生活、質のよい睡眠やストレス解消、軽い運動を心がけ、健康な体をキープしましょう。

しなやかな子宮に

骨盤のゆがみは子宮を圧迫し、機能低下につながります。ストレッチでゆがみをとってしなやかな子宮にしましょう。

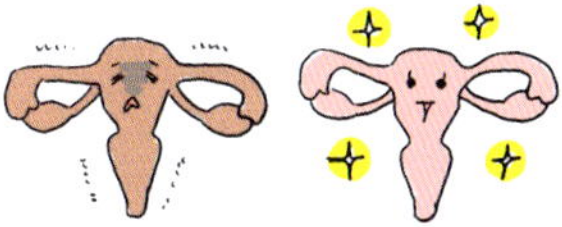

妊娠力を高める栄養素を摂取

ビタミンE・C	抗酸化作用	納豆、豆類、ほうれん草、ブロッコリー、キウイ、小松菜など
亜鉛	酵素の活性化	牡蠣、ナッツ類、牛肉など
DHA・オメガ3系 オメガ9系の油	ホルモン生成	青魚、亜麻仁油、シソ油、オリーブオイル、菜種油など
鉄分	貧血予防	レバー、納豆、卵黄、あさり、干し魚、海草類、パセリ、ほうれん草、小麦胚芽など

冷え性、肥満、無理なダイエット、補正・矯正下着、過度な飲酒、喫煙は妊娠力を低下させるので注意しましょう。

しなやかな子宮をつくるヨガ❶

骨盤周辺の筋肉を鍛え、子宮を正しい位置へ。圧迫から解放されて子宮が本来の働きをとり戻し、様々な不調の改善に。

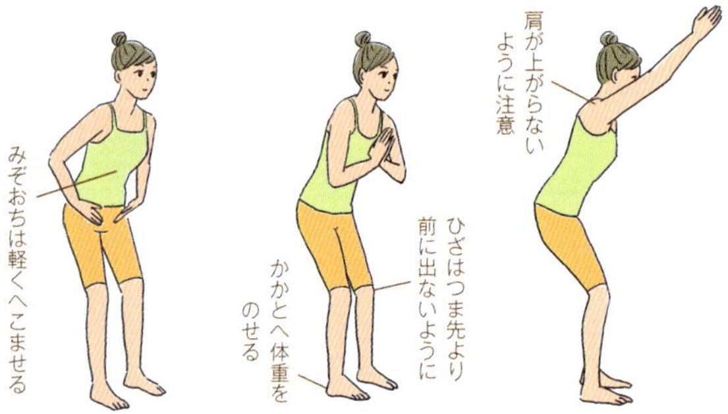
みぞおちは軽くへこませる
ひざはつま先より前に出ないように
かかとへ体重をのせる
肩が上がらないように注意

❶ 両足を肩幅に開く。股関節に手を添え、骨盤（仙骨）が立つ（下記参照）よう腰を落とす。

❷ もも裏を叩き、固くなっていたら胸の前で合掌する。目線は遠くを見る。

❸ ひじを曲げないようまっすぐ両手を上げて３～５呼吸分キープ。

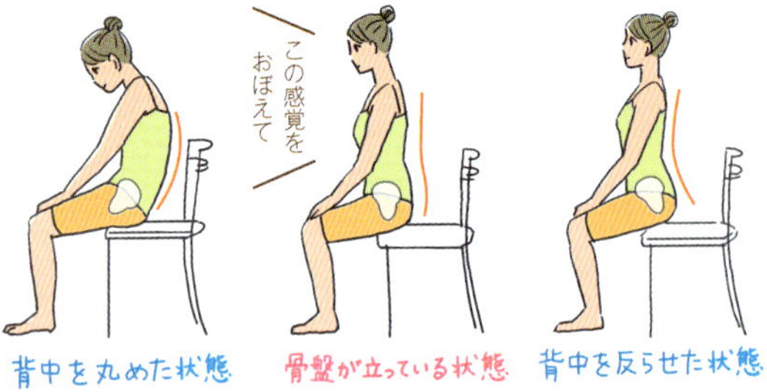
この感覚をおぼえて
背中を丸めた状態
骨盤が立っている状態
背中を反らせた状態

イスに座り、背中を丸めた状態と背中を反らせた状態の中間の姿勢。

しなやかな子宮をつくるヨガ❷

股関節を開き、骨盤周りをほぐします。血行がよくなり、子宮がイキイキします。胸を開くことで心肺機能を高め、心を落ち着かせる効果も。

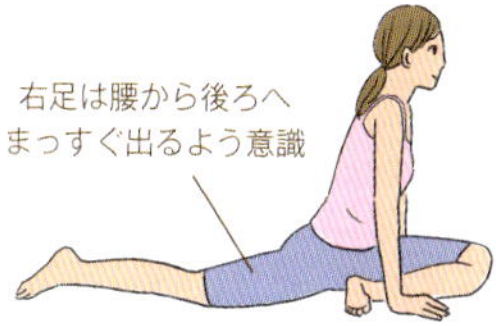
右足は腰から後ろへ
まっすぐ出るよう意識

❶ 左足を曲げて、右足は後ろ側へ伸ばして座る。

❷ 右足の甲を右手で持ち、余裕があればひじにひっかける。左手をまっすぐ上に伸ばす。

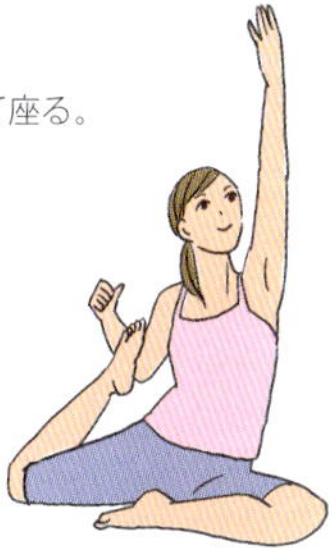

❸ 胸を開き、左手を頭の後ろに回して右手と組む。上体を適度に反らし、3～5呼吸分キープ。反対も行う。

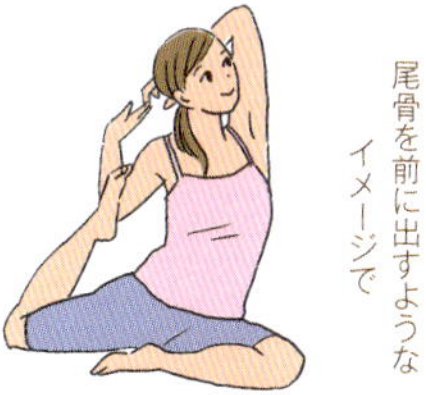
尾骨を前に出すような
イメージで

③が難しい人は

右手で右足の甲をつかみ、左手を頭の後ろにそえる。胸を大きく開き、背中を柔らかく曲げる。

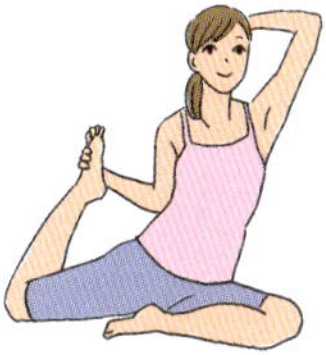

しなやかな子宮をつくるウォーキング

日頃から骨盤を整える歩き方を実践すれば子宮以外の内臓も活性化され、新陳代謝もアップ。腰痛、肩こり、外反母趾の予防とダイエット効果も！

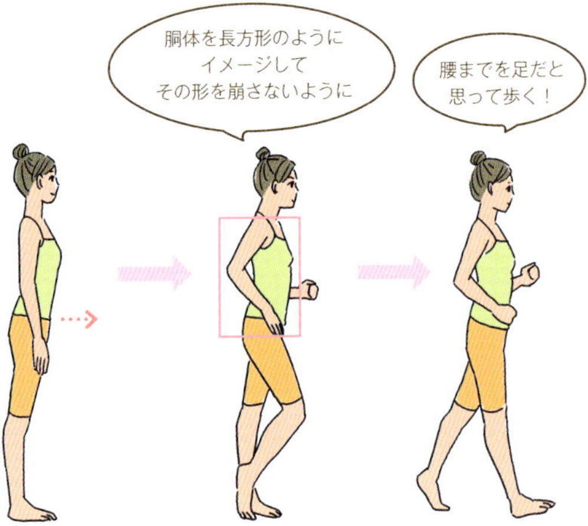
胴体を長方形のように
イメージして
その形を崩さないように
腰までを足だと
思って歩く！

お腹からまっすぐなラインが進行方向に出ているとイメージする。

イメージするラインからおへそと頭の位置がずれないように歩く。

骨盤が左右前後にぶれないよう、腰から足を踏み出すように歩く。

体がゆがむ歩き方

- 狭い歩幅でチョコチョコ歩く
- 靴をひきずって歩く
- 人と歩くときにいつも同じ側に立ち、体を同じ方向にひねっている

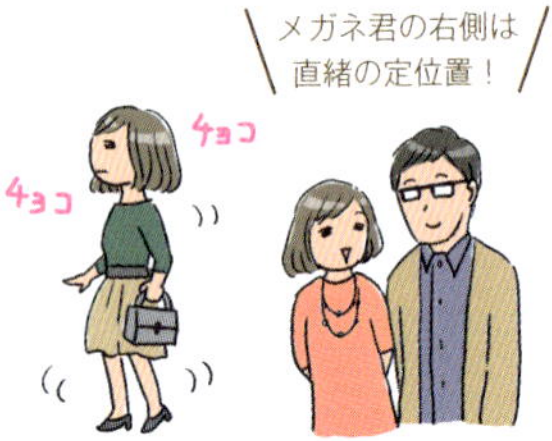
メガネ君の右側は
直緒の定位置！
チョコ
チョコ

妊娠力アップ！亜麻仁油ヨーグルト

質のよい、オメガ3系の亜麻仁油を気軽にとり入れられる一品。ビタミンCを含むキウイと葉酸を含むバナナで効果倍増。朝食にもおすすめ。

材　料（1人分）
ヨーグルト…適量
亜麻仁油…小さじ1/2～1
カットしたキウイ・バナナ…適量

作り方
1 ヨーグルトに亜麻仁油を混ぜる。
2 キウイとバナナを1に加える。

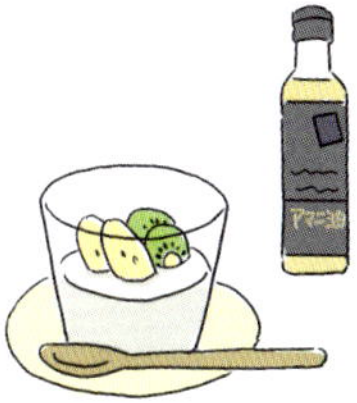

妊娠力アップ！豆腐ナッツグラタン

亜鉛が豊富なナッツ、ビタミンCが豊富なブロッコリー、女性の味方イソフラボンを含む豆腐を使った、体温まるグラタンです。

材　料（2人分）
水切りした木綿豆腐…1丁
エリンギ…1パック
ブロッコリー…1/3房
ローストアーモンド…10粒
牛乳（豆乳でも◎）…大さじ3
とろけるチーズ…お好みで
小麦粉、塩・こしょう、バター…それぞれ適量

作り方
1 木綿豆腐は5㎜角程度に切る。塩・こしょう、小麦粉をまぶしてバターで焼く。
2 エリンギとブロッコリーは食べやすい大きさに切り、炒める。
3 グラタン皿に1を並べて2を入れる。牛乳を回しかけ､刻んだアーモンドとチーズを乗せる。
4 250℃のオーブンで7分程度焼く。

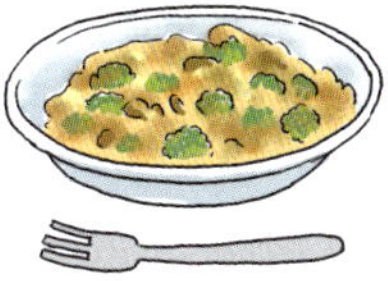

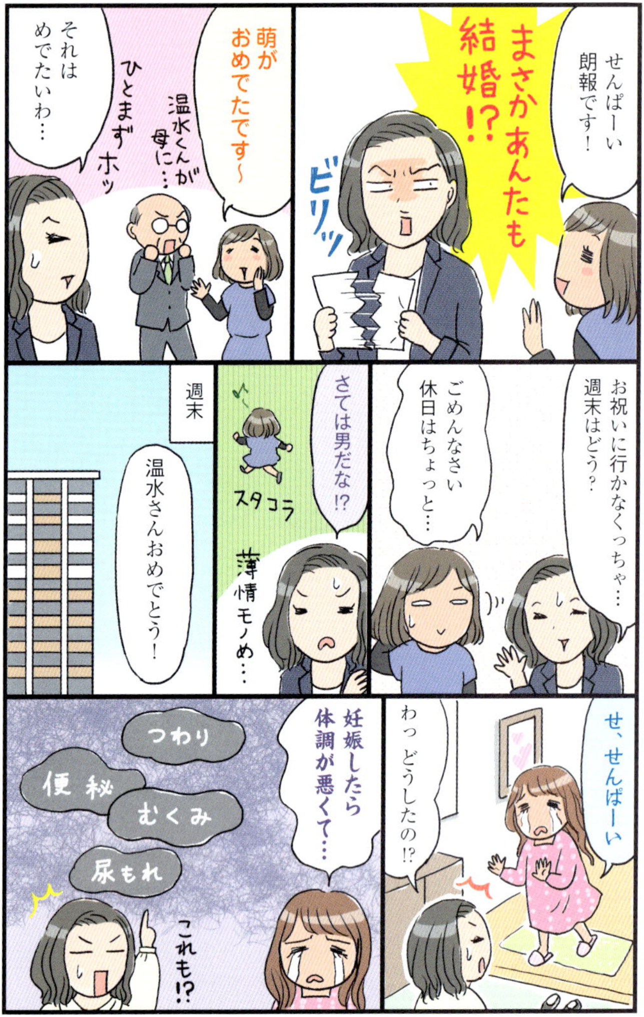

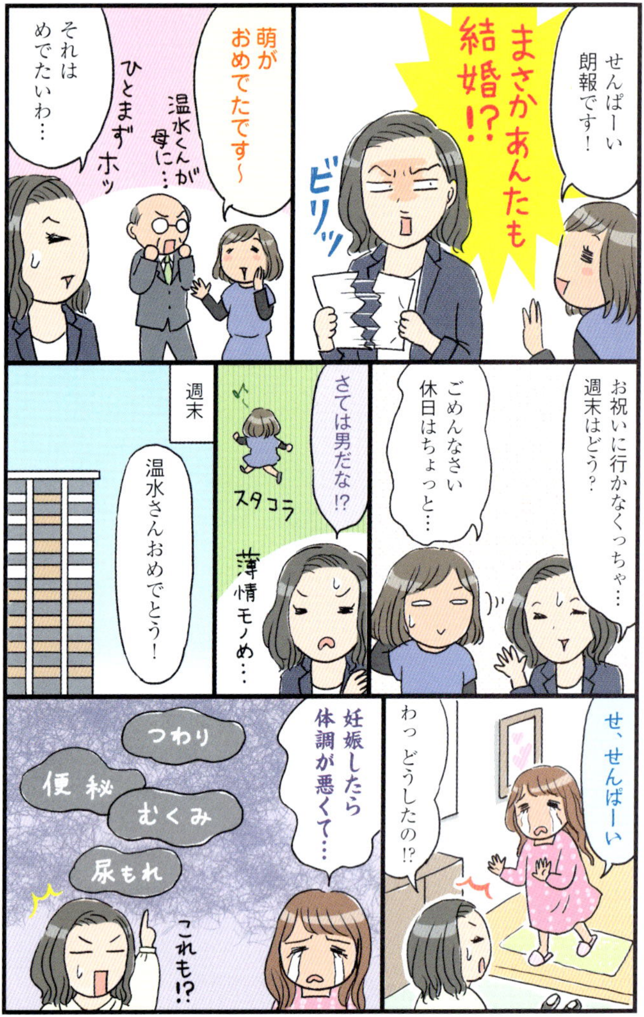

せんぱーい
朗報です！
まさかあんたも
結婚⁉
ビリッ
萌が
おめでたです〜
温水くんが
母に…
ひとまず
ホッ
それは
めでたいわ…
お祝いに行かなくっちゃ…
週末はどう？
ごめんなさい
休日はちょっと…
さては男だな⁉
スタコラ
薄情モノめ…
週末
温水さんおめでとう！
せ、せんぱーい
わっ どうしたの⁉
妊娠したら
体調が悪くて…
つわり
便秘
むくみ
尿もれ
これも⁉

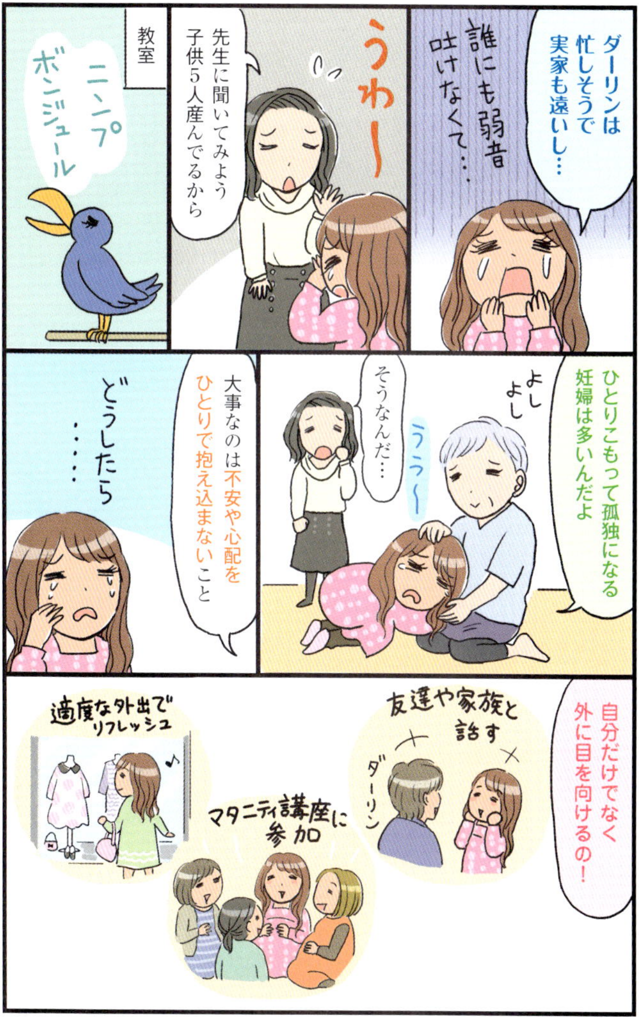
ダーリンは忙しそうで実家も遠いし…
誰にも弱音吐けなくて…
うわ〜
先生に聞いてみよう子供5人産んでるから
教室
ニ〜ンプ
ボンジュール
ひとりこもって孤独になる妊婦は多いんだよ
よしよし
うう〜
そうなんだ…
大事なのは不安や心配をひとりで抱え込まないこと
どうしたら……
自分だけでなく外に目を向けるの！
友達や家族と話す
ダーリン
マタニティ講座に参加
適度な外出でリフレッシュ

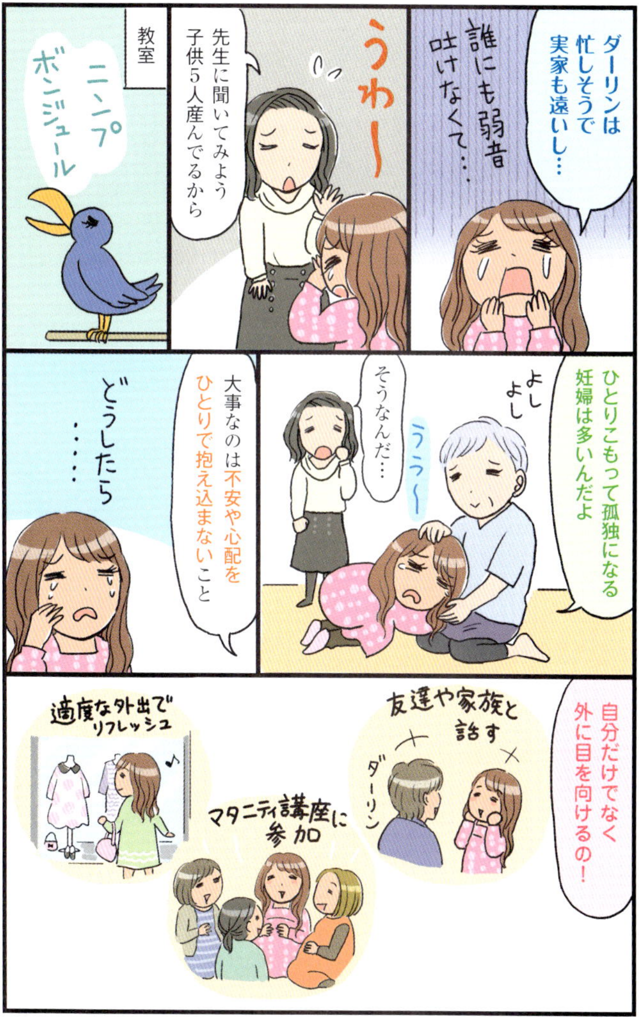

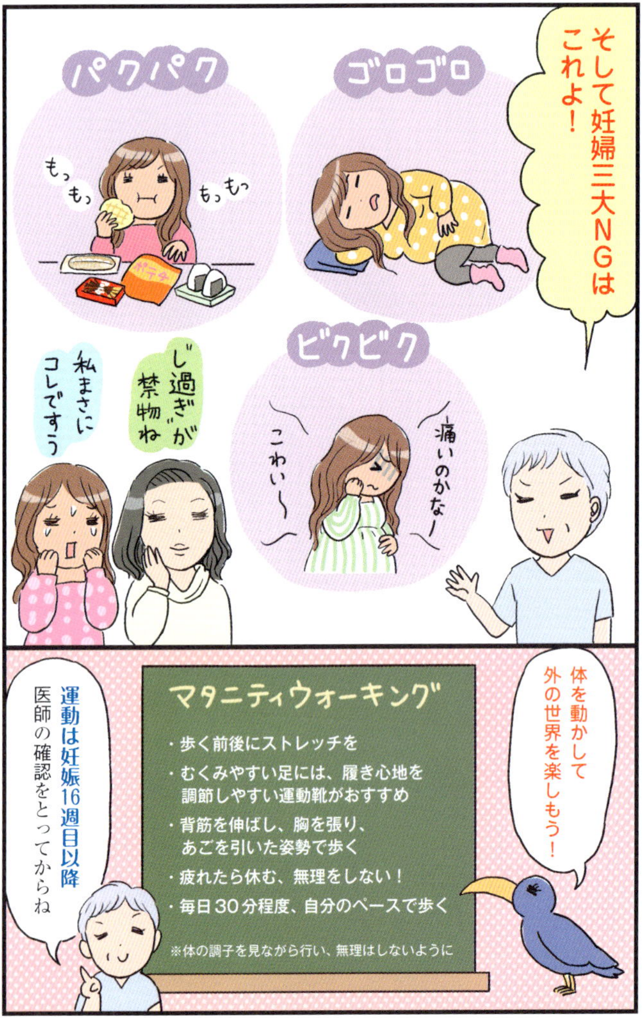
そして妊婦三大NGはこれよ！
ゴロゴロ
パクパク
もっもっ
もっもっ
もっもっ
ビクビク
痛いのかなー
こわいー
じ過ぎが禁物ね
私まさにコレですぅ
体を動かして外の世界を楽しもう！
マタニティウォーキング
・歩く前後にストレッチを
・むくみやすい足には、履き心地を調節しやすい運動靴がおすすめ
・背筋を伸ばし、胸を張り、あごを引いた姿勢で歩く
・疲れたら休む、無理をしない！
・毎日30分程度、自分のペースで歩く
※体の調子を見ながら行い、無理はしないように
運動は妊娠16週目以降
医師の確認をとってからね

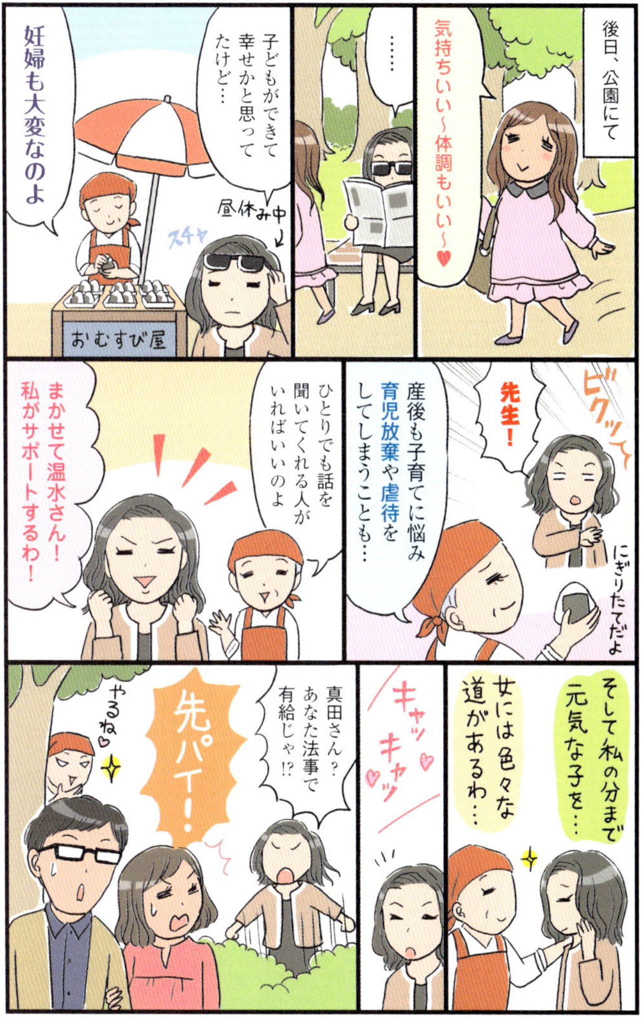
後日、公園にて
気持ちいい～体調もいい～♥
……
子どもができて幸せかと思ってたけど…
昼休み中
スチャ
おむすび屋
妊婦も大変なのよ
ビクッ
先生！
にぎりたてだよ
産後も子育てに悩み育児放棄や虐待をしてしまうことも…
ひとりでも話を聞いてくれる人がいればいいのよ
まかせて温水さん！私がサポートするわ！
そして私の分まで元気な子を…
女には色々な道があるわ…
キャッキャッ
真田さん？あなた法事で有給じゃ!?
先パイ！
やるね♥

産前産後のヨガ&ストレッチ

体がダメージを受ける産前産後は、より体力や筋力が必要になります。骨盤周辺や全身を鍛え、お産に強いママを目指しましょう。

産前産後の主な不調

・肩こり	・便秘	・O脚
・腰痛	・尿もれ	・たるんだヒップ
・むくみ	・冷え	・精神の不安定

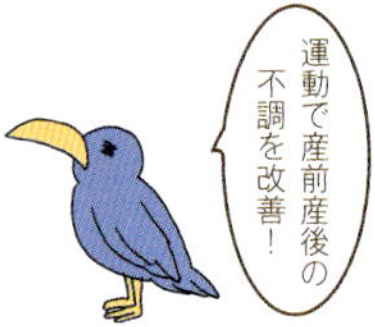
運動で産前産後の不調を改善！

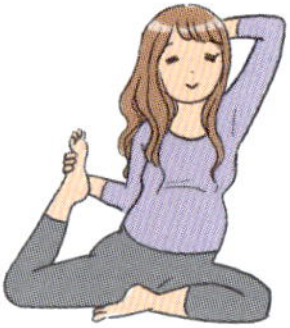

やり方Q&A

妊娠中はいつ頃からできる？

妊娠16週目以降が目安。それ以前はつわりもあり、流産になる危険も。産後は1ヵ月検診後、医師に確認をとってから行って。

どんな環境・服装がいい？

体を冷やさない温かい部屋が◎。体（特に腹部）を締めつけない服装で行いましょう。

ペースはどれくらい？

自分のできるペースでOK。短い時間でも、毎日継続するとより効果があります。

避けた方がいい時間帯は？

食後2時間、入浴後すぐは避けます。入浴後に行う場合は汗がひいて、体が落ち着いてからにしましょう。

1日何分行うべき？

自分が気持ちいいと感じられればOK。その日の活動量や体調を考慮して行いましょう。

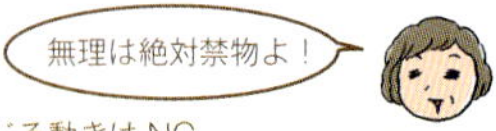
無理は絶対禁物よ！

注意点

- 腹部を圧迫する姿勢は避ける
- バランスがとりづらい動き、体を深くねじる動きはNG
- お腹の張りが強く感じられるとき、むくみがひどいときは避ける
- ヨガやストレッチの途中で気分が悪くなったらすぐに中止して休む

ヨガやストレッチの効果

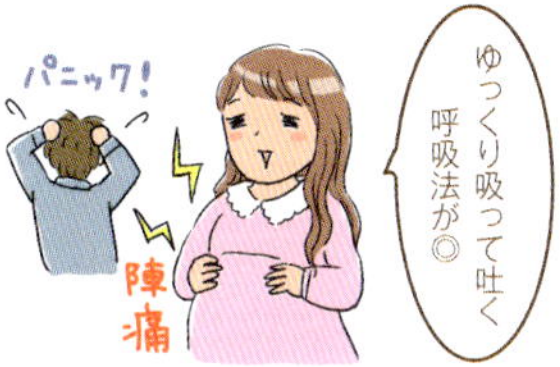
パニック!
陣痛
ゆっくり吸って吐く
呼吸法が◎

出産に対しての自信がつく

ヨガやストレッチの深い呼吸は出産時にも役立ちます。心と体のバランスがとれていることで、安心して出産に臨めます。

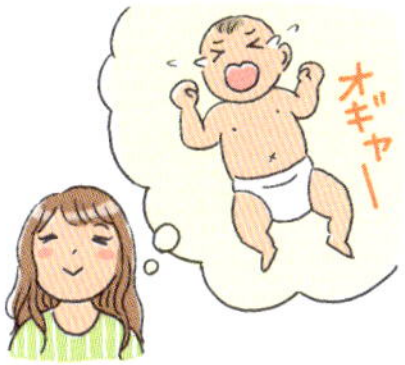
オギャー

母親になる心の準備に

体を動かすと、自分の体調や感情に気づきやすくなります。精神を穏やかに保てるようになり、母親になる準備が整います。

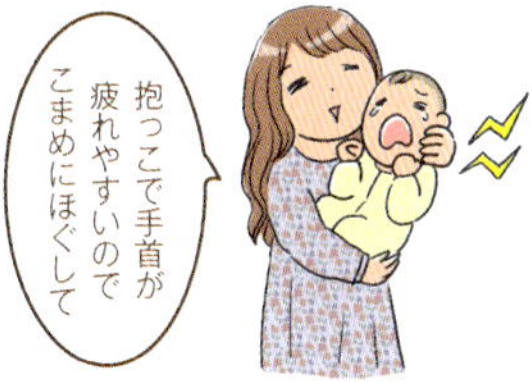
抱っこで手首が
疲れやすいので
こまめにほぐして

体力・筋力強化になり不調改善

大きなお腹を支えたり、赤ちゃんを抱っこしたりと、ママは体力勝負。体を動かすことで肩こりや腰痛などの不調対策にも。

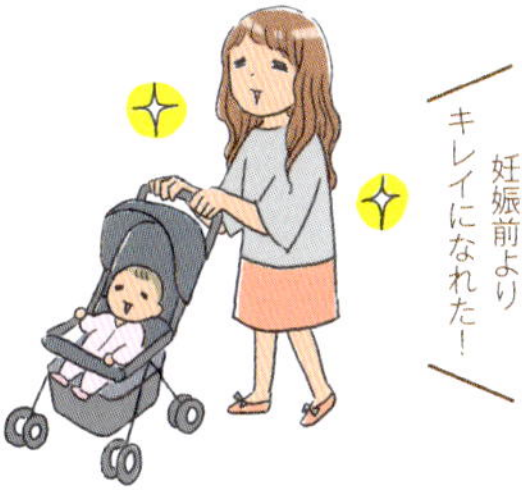
妊娠前より
キレイになれた!

産後の体型リカバリーに

ゆるんだ骨盤を戻す以外にも、体全体を鍛えられるので自然に妊娠前の体型に。育児のリフレッシュにもなって一石二鳥です。

次項より紹介する以外にも、妊娠中の肩こりには、P24 の肩こりに効くヨガ②、腰痛には P31、便秘には P20、産後の肩こりには P24 の肩こりに効くヨガ①、腰痛には P29 ~ 31、ストレスには P61 がおすすめ。

※産前産後の運動は、かかりつけの医師や助産師に相談し、自分の体調を確認しながら行いましょう

妊娠中のむくみ

体を温め血流アップ 食事は塩分控えめに

妊娠後期（28週目以降）に入ると多くの妊婦が悩むむくみ。胎児に栄養を送るため血液が増加し、体に水分が溜まりやすくなることや、つわりによる運動不足、子宮が大きくなり下半身の血流が悪くなることが主な原因です。冷えや塩分過多に気をつけ、リンパの流れや血流を改善させて、むくみを撃退しましょう。

むくみ解消習慣を

仕事中は足裏でゴルフボールを転がしてマッサージしたり、足の血行促進運動（→P46）でふくらはぎのポンプ作用を促進させましょう。就寝時や休憩時には足の位置を高くし、家族にマッサージしてもらうのも効果的。

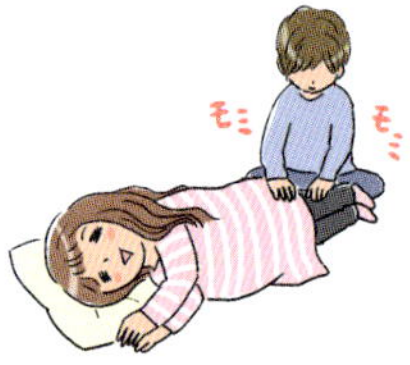
モミ
モミ
足指ほぐし
（→P101）がおすすめ

減塩食のポイント

① 加工食品や外食はできるだけ避け、生鮮食品を調理する
② レモンや酢など、酸味や香味のある素材で味を補う
③ 醤油は、だしや酢で割って使う
④ 味をみてから調味料を加える
⑤ 汁物、漬け物、つくだ煮などをとりすぎない

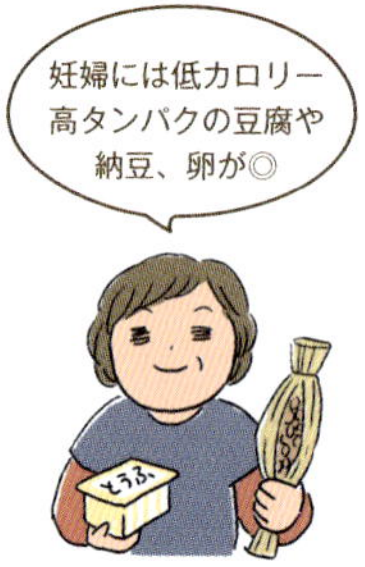
妊婦には低カロリー
高タンパクの豆腐や
納豆、卵が◎
とうふ

足のむくみ解消ストレッチ

股関節と足のつけ根を刺激し、血液やリンパの流れをよくします。妊娠中に起きやすい足のつりにも効果的です。

❶ 左足を伸ばして座り、つま先を真上に向ける。右足は曲げて、かかとをできるだけ体に近づける。

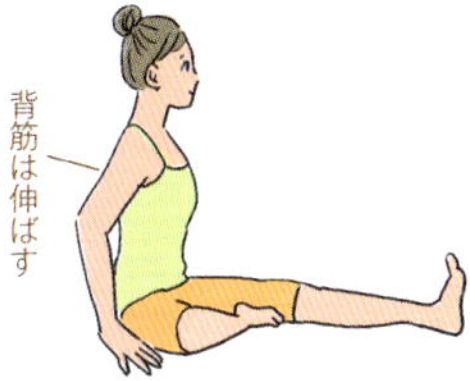
背筋は伸ばす

❷ 腕を前方に置いて、息を吐きながら上体を前へ倒す。

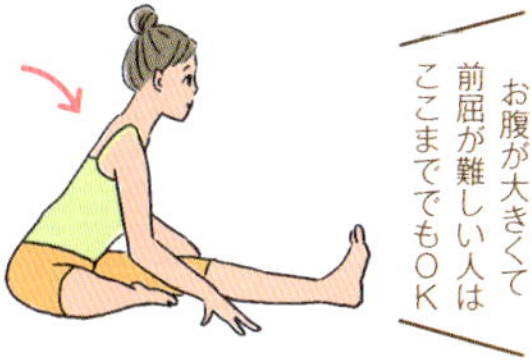
お腹が大きくて
前屈が難しい人は
ここまででもOK

❸ さらに上体を倒し、左足を両手で持つ。息を吸いながら背筋を伸ばし、吐きながら前屈。3～5呼吸分キープ。反対も行う。

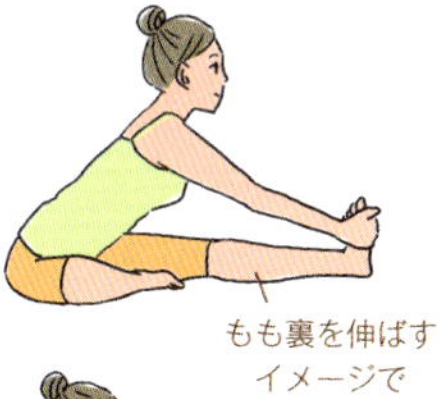
もも裏を伸ばす
イメージで

手が足に届かない人は

手が足に届かない人は、タオルを足にかけて、無理しない程度に行いましょう。

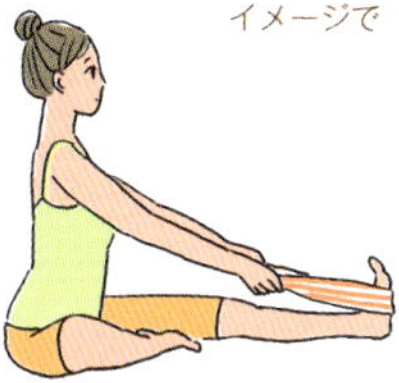

産前産後の尿もれ

産前から意識的に骨盤底を鍛えて対策を

約7割の妊婦が経験する尿もれ。妊娠中は、大きくなった子宮が膀胱や尿道を圧迫し、尿もれしやすくなります。また、尿道や膣を締める骨盤底（※）が出産時にダメージを受けることで、産後も尿もれをしやすい状態に。このとき、ケアをきちんとしておかないと更年期の尿もれ（→P166）を引き起こしやすくなるので、トレーニングで鍛えましょう。

産前に気をつけること

妊娠中は膀胱の収縮力が落ち、排尿時は無意識にお腹に力を入れがち。これがクセになると尿もれにつながります。膀胱がいっぱいになるまで尿を溜めてから排尿するよう意識して。腹筋の力ではなく、膀胱の収縮で自然に排尿する感覚を大切に。

尿もれを心配して
尿意がないのに
トイレに行くのは×

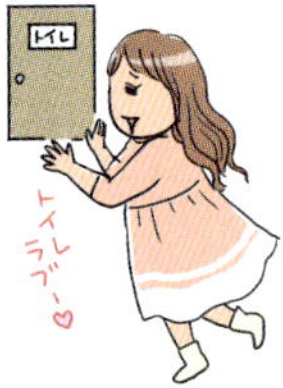

産後に気をつけること

ゆるんだ骨盤底の回復には1～2ヵ月ほどかかります。この期間中はできるだけ横になって休み、回復に努めましょう。会陰の痛みが治まってきた頃にトレーニングを始め、骨盤底を鍛えて。出産後1ヵ月以内にコルセットやガードルでお腹を締めつけたり、腹筋をすると骨盤底に負担をかけ、尿もれの原因になるので注意しましょう。

※骨盤の底部分にあり、膀胱や尿道、子宮や直腸などを支えている筋肉・靭帯・組織の総称

こんな人は要注意！ 骨盤底負担度チェック

習慣、体質や体型、出産時の状態などによって、骨盤底に負担がかかりやすくなります。下記に心当たりのある人は積極的にケアを。

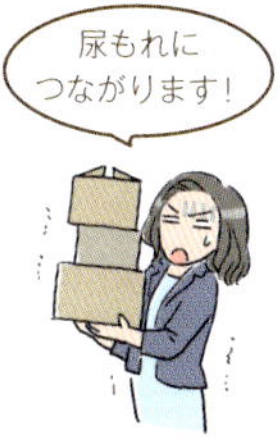

習慣・体質・体型

- □便秘のため、いつもいきんで排便する
- □仕事などで重いものを持つ機会が多い
- □長時間の立ち仕事をしている
- □慢性鼻炎でくしゃみが多い、または喘息で咳が多い
- □背が高い、太っている

出産

- □出産経験が3回以上
- □35歳以上で初出産（帝王切開を除く）をした
- □子宮口が開いてから産まれるまで5時間以上かかった
- □3,500g以上の赤ちゃんを産んだ
- □出産後1週間経っても子宮が下がっていた

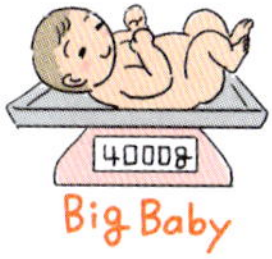

尿もれ予防・改善トレーニング

骨盤底を動かすには、おならをこらえるような感覚で膣から肛門あたりを締めます。肛門の縁が固くなっていればOK。P166、167も行って。

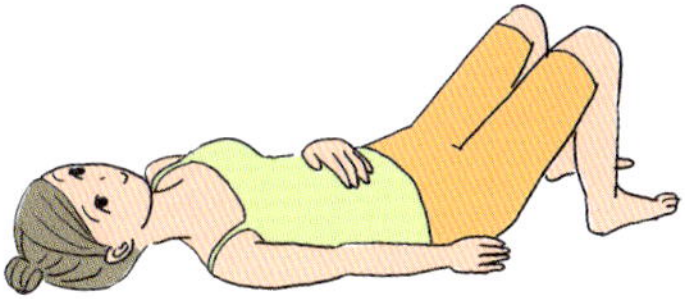

腰、お腹、足に力が入らないように

❶ 仰向けに寝て、足を肩幅に開き、ひざを曲げる。その姿勢で12～15秒ほど骨盤底を締める。

❷ 約50秒、体の力を抜いてリラックスする。①と②を10回繰り返す。

産前産後のうつ

症状が悪化する前に心のリフレッシュを

つわりや出産に向けてのホルモンバランスの変化、母親になることや出産への不安、そして出産の疲労や貧血などにより心がゆらぎやすくなる産前産後。育児の負担が加わることで、うつ病を引き起こすケースも。つらいと思ったらひとりで悩まず、周りを頼って自分を休ませてあげましょう。体を動かし、気分をリフレッシュさせて。

こんな症状に注意

ふたつ以上チェックがついたら、身近な人か専門家に相談を。

□疲れやすい、やる気が出ない
□食欲が出ない。または過食気味
□よく眠れない。眠りが浅い
□イライラしたり、焦りがある
□極端に口数が減った、またはおしゃべりになった
□憂うつで気分が落ち込みがち
□今まで楽しかったことが楽しいと感じない
□集中力が落ちる。ミスが増える

周囲のサポートが大切

「子どもはかわいい」「出産はおめでたい」と周囲に言われ、つらい気持ちを伝えられないでいると、うつはますます進行します。うつは心の弱さではなく、休みが必要というサイン。悪化させる前に、家族や医師、助産師に打ち明けてサポートしてもらい、負担を和らげましょう。

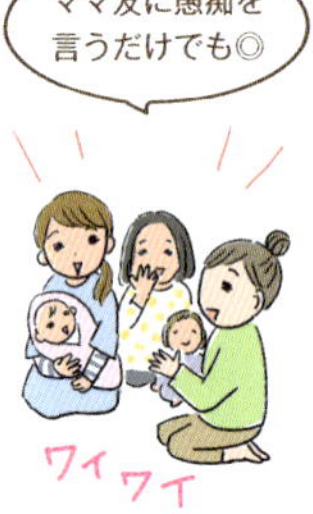

気持ちをポジティブにするストレッチ

育児中は赤ちゃんの抱っこや授乳などで前傾姿勢になりがち。胸を開いて血行不良を解消し、気持ちをスッキリ前向きに。

❶ 足を前に組んで座り、息を吸いながらゆっくり両手を前から上へ上げる。3～5呼吸分キープ。

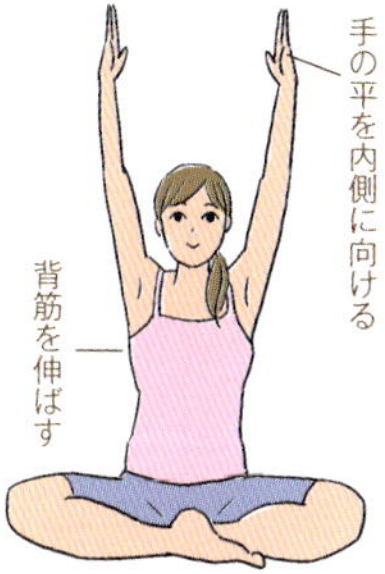
手の平を内側に向ける
背筋を伸ばす

❷ 息を吐きながら両手を体の後ろに下ろし、体の後ろで手を組む。

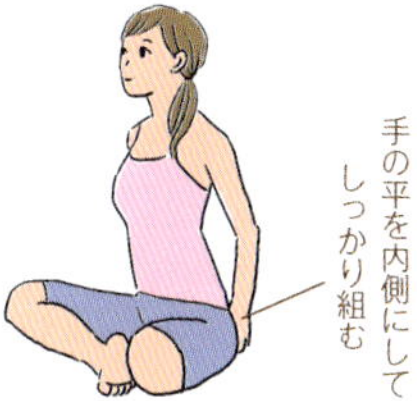
手の平を内側にしてしっかり組む

❸ 息を吸いながら肩甲骨を体の中心に引き寄せ、胸を開いて組んだ手を持ち上げる。3～5呼吸分キープ。

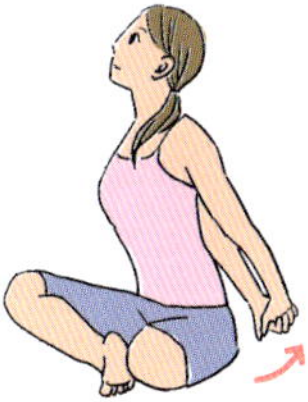

座る姿勢が難しい人は、お尻の下にクッションなどを敷きましょう。

産後の骨盤リセット

ゆるんだ骨盤を締めて妊娠前より健康に

出産で骨盤がゆるみ、正しい状態に戻らないと、ぽっこりお腹やたるんだヒップなどの体型の崩れ、腰痛やO脚、尿もれなどの不調を招きます。産後すぐに動きすぎると、骨盤がゆがんだ状態で固定されてしまうこともあるので注意が必要です。出産は骨盤のゆがみをリセットできる機会。きちんとケアして不調解消につなげましょう。

骨盤ベルトの活用

体が万全でない出産直後は、骨盤ベルトの活用を。ウエストや腹部は抑えず、骨盤だけを固定して締めてくれます。産後1カ月程度（悪露《おろ》が出切った後）からはベルト以外にも、骨盤矯正力のあるインナーや、運動もとり入れ、ゆがみのない骨盤にしていきましょう。

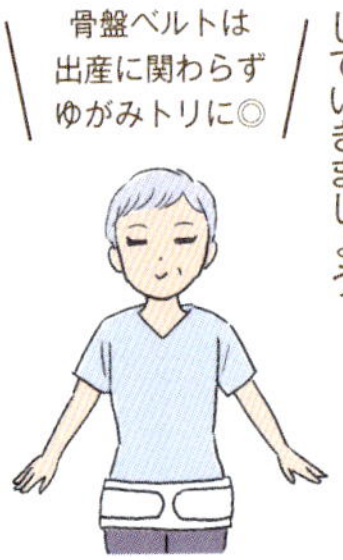
骨盤ベルトは
出産に関わらず
ゆがみトリに◎

産後のママケア

いつも同じ腕で赤ちゃんを抱っこしたり、子どもを腰にのせるように抱く「腰のせ」など、育児の動作が骨盤のゆがみにつながることも。腰痛を感じたら、骨盤ベルトをつけたり、ストレッチやヨガ、整体でケアしましょう。育児中のママケアも大切に。

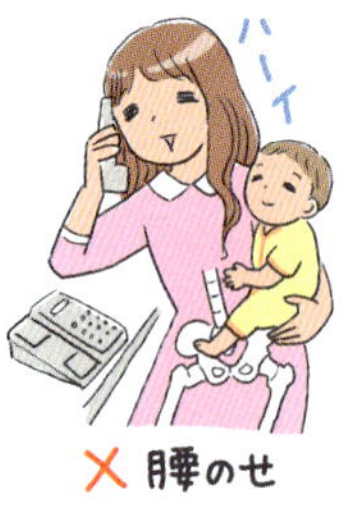
ハーイ
× 腰のせ

骨盤を締めるヨガ

開いた骨盤を締め、肝臓などの内臓機能を調整します。胸を開くことで心肺機能もアップ。産後におすすめのポーズです。

❶ ひざを立てて仰向けになる。足を肩幅に開いて両手で両足首を持つ。

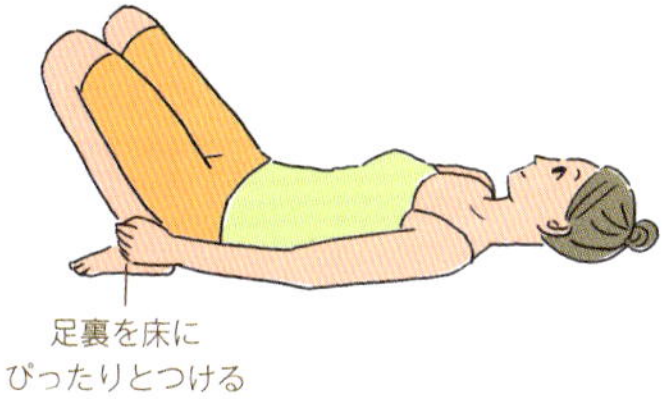
足裏を床に
ぴったりとつける

❷ 息を吸い、肛門を締めながらゆっくり腰を持ち上げる。ももとお尻を引き締めて3～5呼吸分キープ。

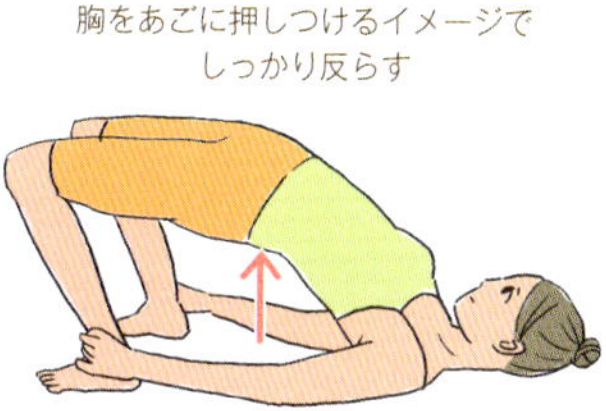
胸をあごに押しつけるイメージで
しっかり反らす

腰が上がらない人は

背中の後ろで手を組み、腕の力を使って体を持ち上げる。

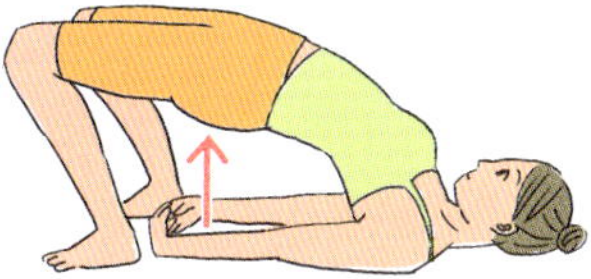

第4章　更年期攻略&年代別ケア

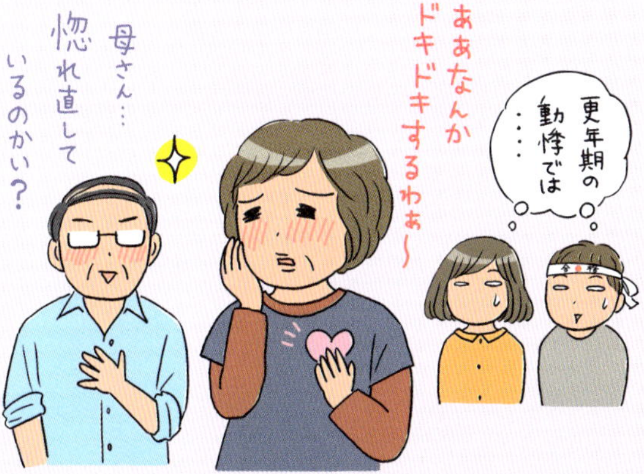
更年期の動悸では・・・・
ああなんかドキドキするわぁ〜
母さん…惚れ直しているのかい？

更年期の不調解消には

症状の理解と冷静な対応がポイント

心身のケアでより充実した生活を！

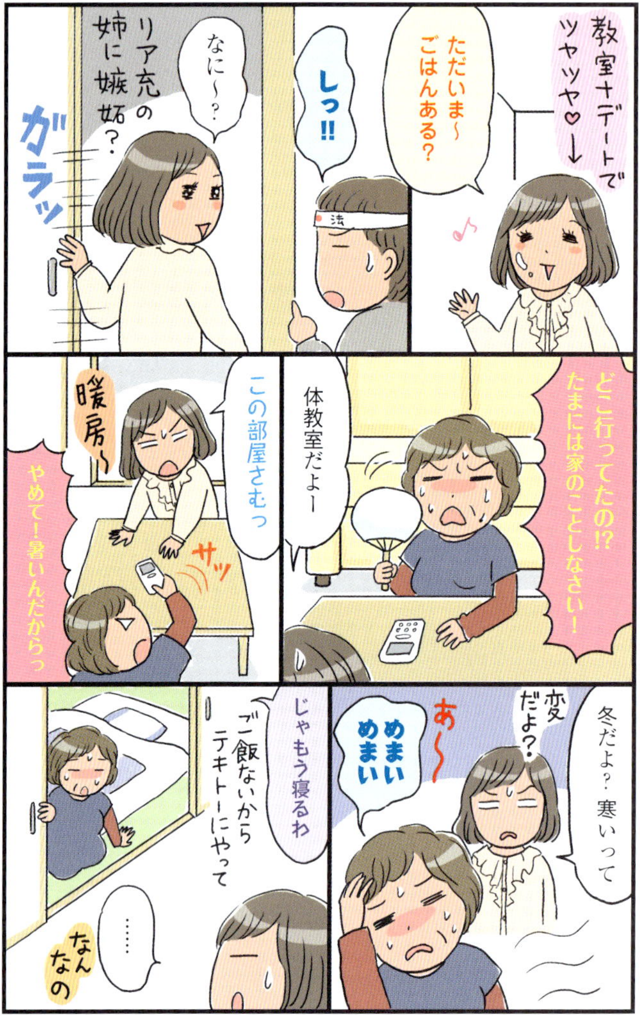

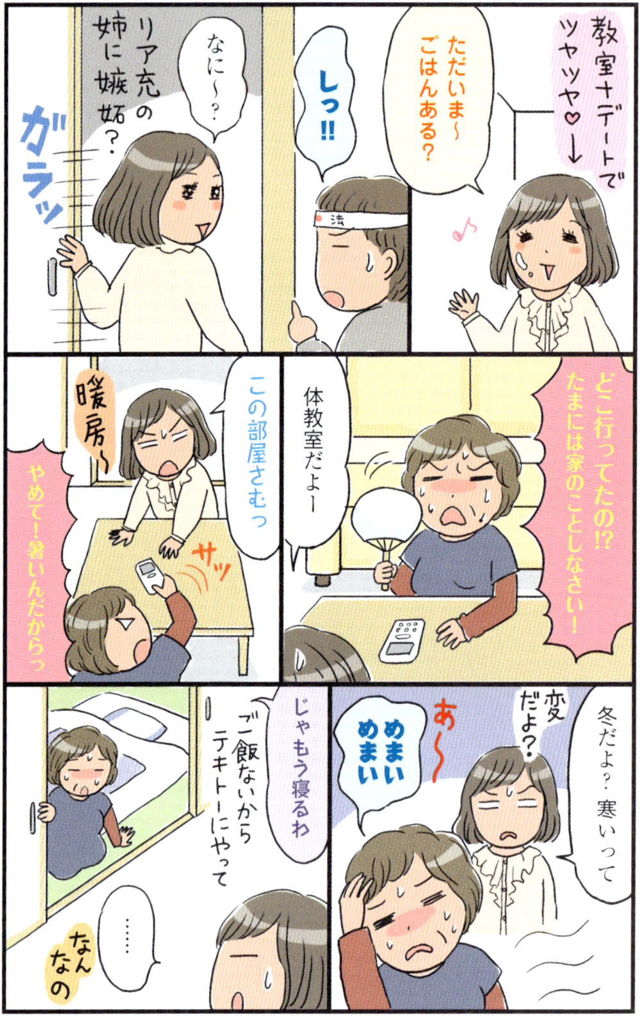

教室+デートでツヤツヤ♡↓
ただいま～ごはんある？
しっ!!
なに～？
リア充の姉に嫉妬？
ガラッ
どこ行ってたの!? たまには家のことしなさい！
体教室だよー
この部屋さむっ
暖房～
サッ
やめて！暑いんだからっ
冬だよ？寒いって変だよ？
あ～
めまいめまい
じゃもう寝るわ
ご飯ないからテキトーにやって
……
なんなの

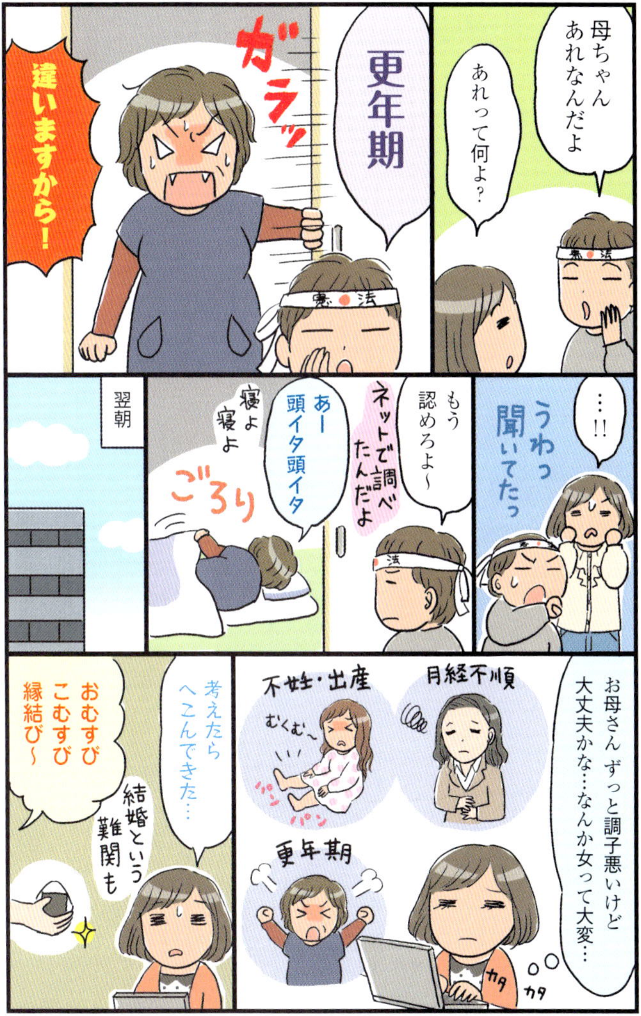
母ちゃん
あれなんだよ
あれって何よ?
更年期
ガラッ
違いますから!
…!!
うわっ
聞いてたっ
もう
認めろよ~
ネットで調べたんだよ
あー
頭イタ頭イタ
寝よ
寝よ
ごろり
翌朝
お母さん ずっと調子悪いけど
大丈夫かな…なんか女って大変…
月経不順
不妊・出産
むくむ~
パン
パン
更年期
カタ
カタ
考えたら
へこんできた…
結婚という
難関も
おむすび
こむすび
縁結び~

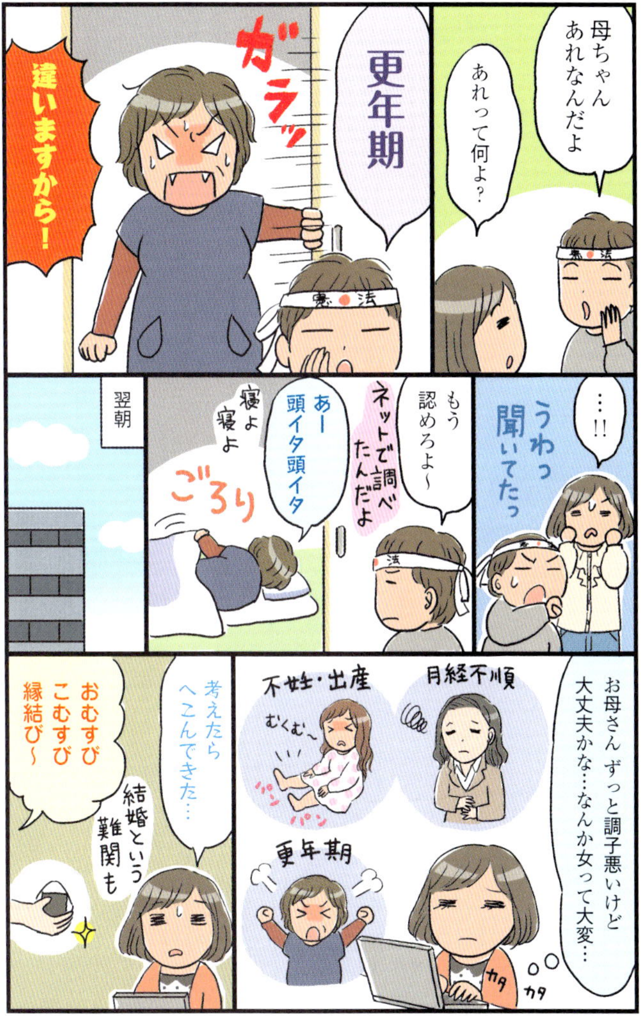

4章 更年期攻略

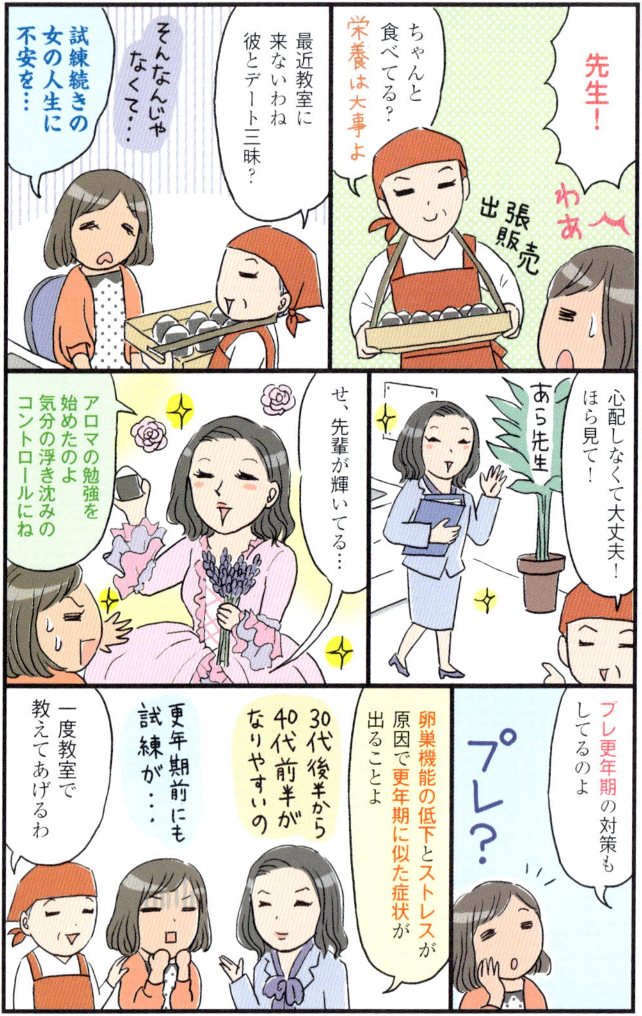
先生！
わぁ〜
出張販売
ちゃんと食べてる？栄養は大事よ
最近教室に来ないわね彼とデート三昧？
そんなんじゃなくて…
試練続きの女の人生に不安を…
心配しなくて大丈夫！ほら見て！
あら先生
せ、先輩が輝いてる…
アロマの勉強を始めたのよ気分の浮き沈みのコントロールにね
プレ更年期の対策もしてるのよ
プレ？
卵巣機能の低下とストレスが原因で更年期に似た症状が出ることよ
30代後半から40代前半がなりやすいの
更年期前にも試練が…
一度教室で教えてあげるわ

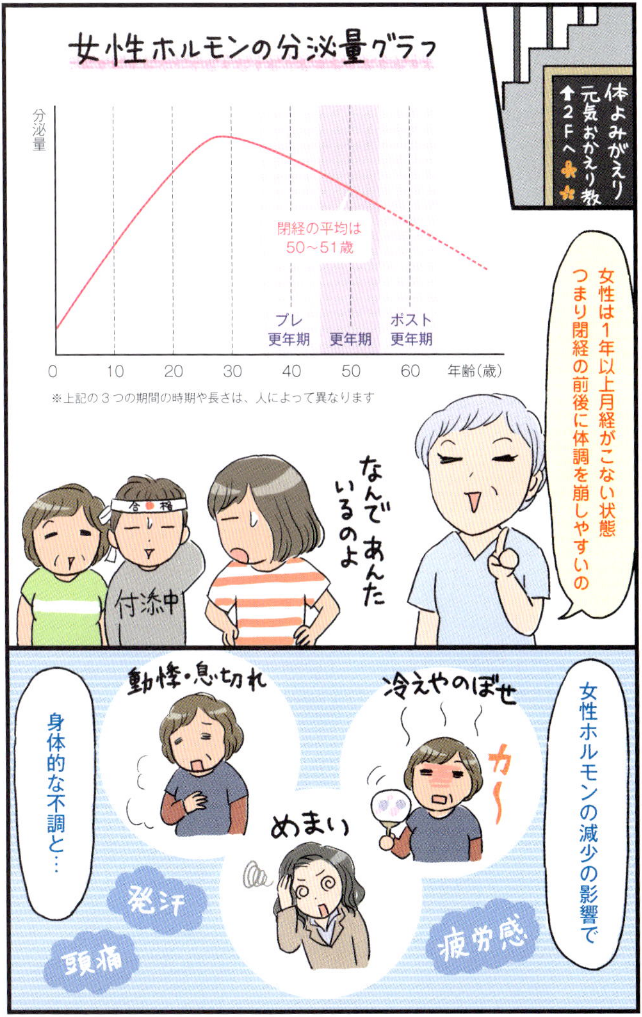
女性ホルモンの分泌量グラフ
分泌量
閉経の平均は
50～51歳
プレ
更年期
更年期
ポスト
更年期
0
10
20
30
40
50
60
年齢（歳）
※上記の３つの期間の時期や長さは、人によって異なります
体よみがえり
元気おかえり数
↑2Fへ
女性は１年以上月経がこない状態
つまり閉経の前後に体調を崩しやすいの
なんで あんた
いるのよ
合格
付添中
女性ホルモンの減少の影響で
身体的な不調と…
動悸・息切れ
冷えやのぼせ
カ～
めまい
発汗
頭痛
疲労感

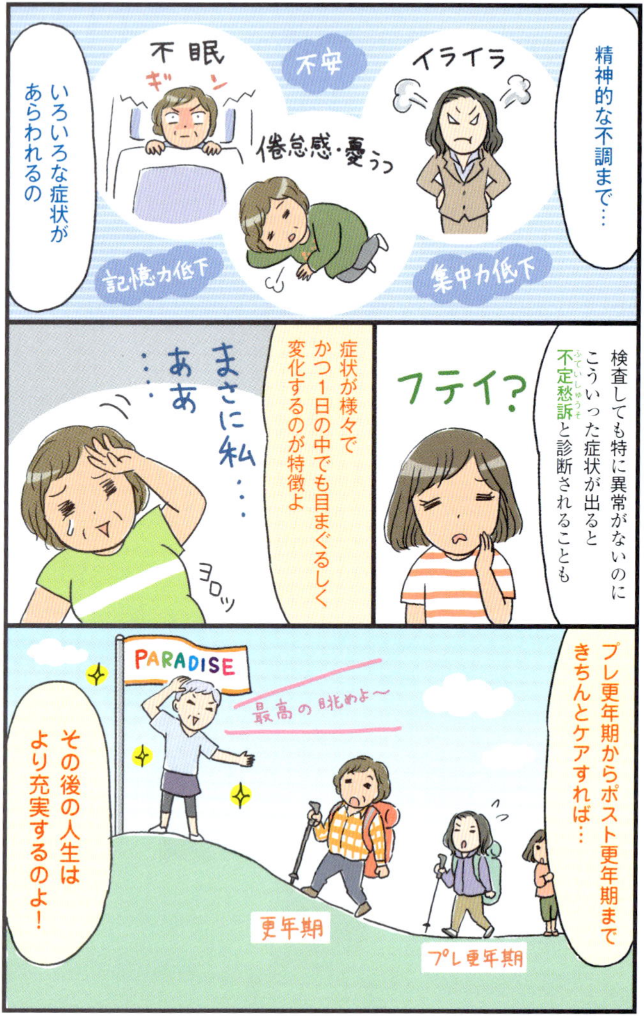

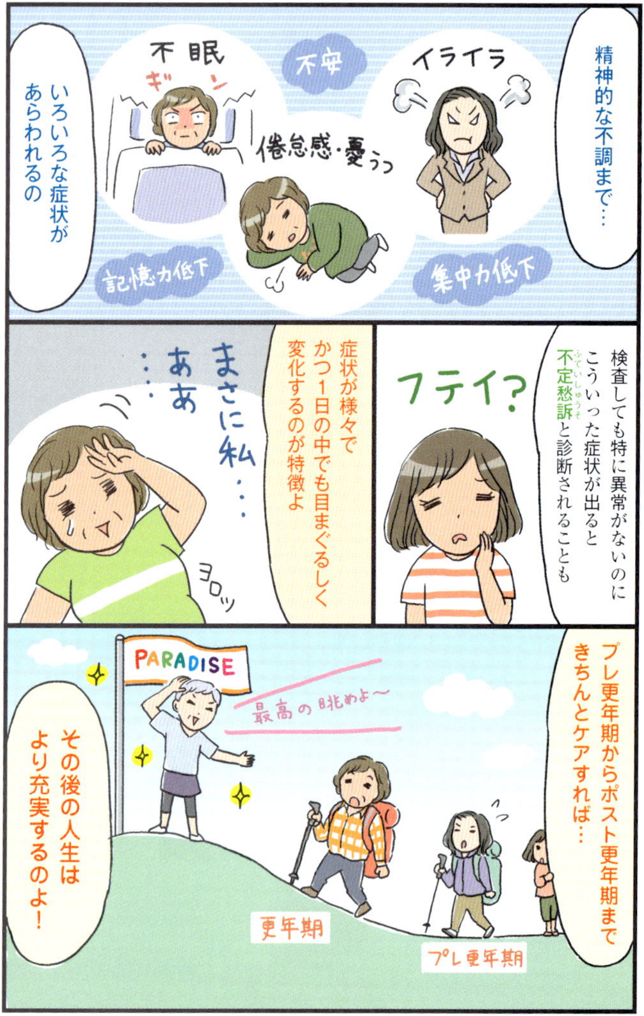

精神的な不調まで…
イライラ
不安
不眠
ギン
倦怠感・憂うつ
集中力低下
記憶力低下
いろいろな症状があらわれるの
検査しても特に異常がないのにこういった症状が出ると不定愁訴《ふていしゅうそ》と診断されることも
フテイ?
症状が様々でかつ1日の中でも目まぐるしく変化するのが特徴よ
まさに私…
ああ…
ヨロッ
プレ更年期からポスト更年期まできちんとケアすれば…
PARADISE
最高の眺めよ〜
更年期
プレ更年期
その後の人生はより充実するのよ!

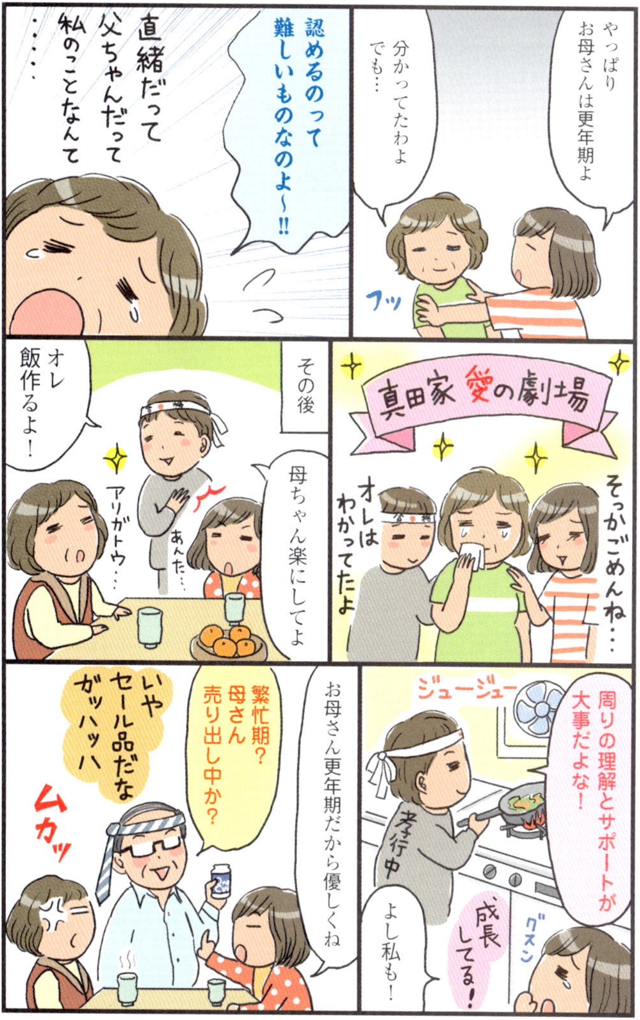
やっぱりお母さんは更年期よ
分かってたわよ でも…
フッ
認めるのって難しいものなのよ～!!
直緒だって父ちゃんだって私のことなんて……
真田家 愛の劇場
そっかごめんね…
オレはわかってたよ
その後
オレ飯作るよ！
母ちゃん楽にしてよ
あんた…
アリガトウ…
ジュージュー
周りの理解とサポートが大事だよな！
孝行中
成長してる！
グズン
よし私も！
お母さん更年期だから優しくね
繁忙期？ 母さん売り出し中か？
いや セール品だな ガッハッハ
ムカッ

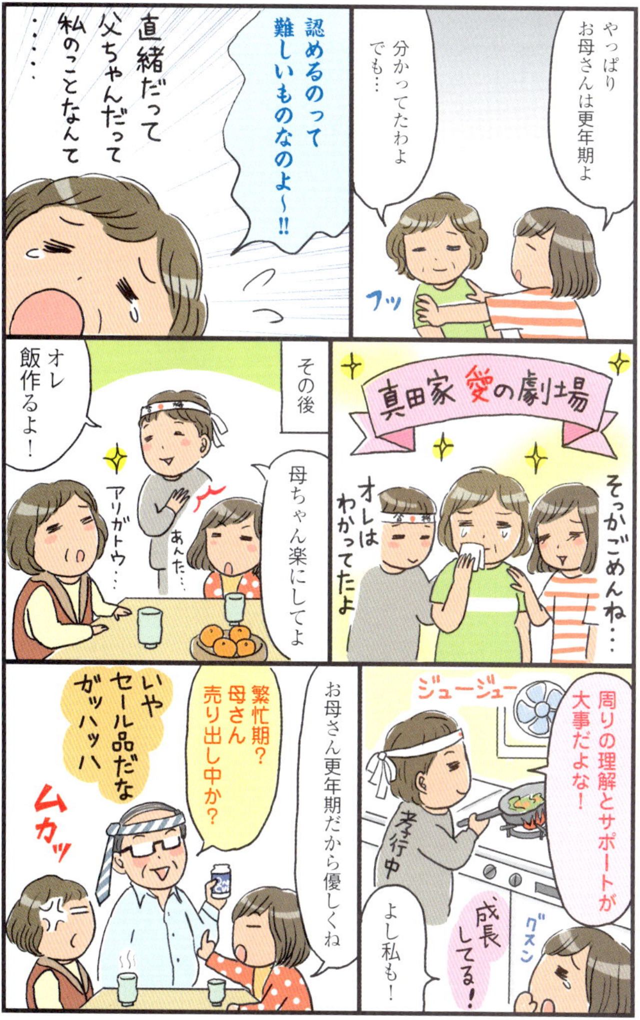

更年期障害

体の変化が起こす不調
セルフケアと治療で緩和を

一般的に閉経の前後約10年（45～55歳頃）を更年期といいます。この時期は女性ホルモンが急激に減少し、自律神経が乱れて様々な心身の不調が起こります。家庭や仕事での変化も多い時期で、ストレスから症状が悪化することも。ただ、体の変化が落ち着くにつれ、症状は徐々に解消されます。日々のセルフケアで症状を和らげていきましょう。

病気？更年期？

更年期は体の各器官の老化が始まる頃でもあります。更年期の症状かと思っていたら病気だったということも。自覚症状を感じたら、自分で判断せずに一度病院で検査しましょう。

病気	自覚症状
甲状腺異常	動悸・発汗 冷え・イライラ
脳梗塞《こうそく》	めまい 物忘れ
子宮がん 子宮筋腫など	月経不順 不正出血
高血圧	頭痛

今後の自分を楽しむ

閉経という女性機能の終わりと様々な心身の不調で、今までとは違う自分に不安を抱く女性も多い更年期。しかし、同時に月経からの解放であり、これからの自分を見つめ直す絶好の機会にもなります。子育てや仕事も一段落する頃なので、今後の人生をどう生きたいかを考え、新しいことにチャレンジするのも◎。そういった精神の充実が、症状緩和につながるのです。

更年期とのつき合い方

更年期は個人差のあるもの。受け止め方次第で、気持ちは楽になります。焦ったり神経質にならず、体と心の声をよく聞いて乗り切りましょう。

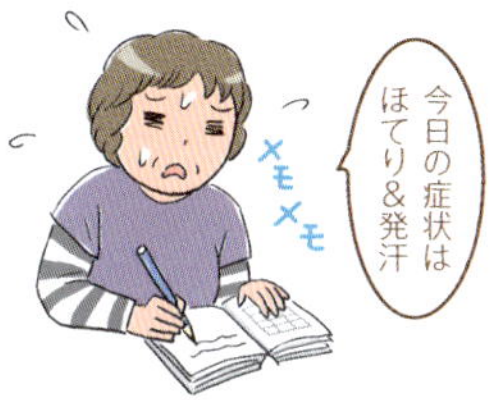
今日の症状は
ほてり＆発汗
メモ
メモ

症状と気楽につき合う

「どうしても治さなくては」と焦るとストレスになり症状を悪化させます。自分の症状を客観的に観察し、気楽に構えましょう。

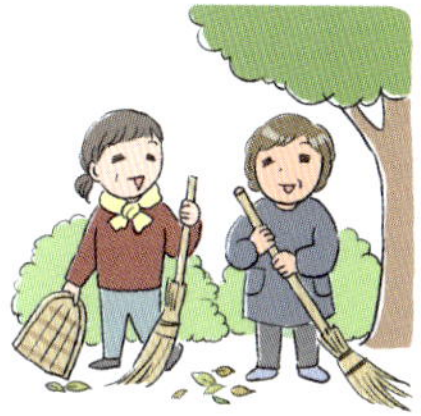

外に出て心身をリフレッシュ

家に閉じこもらず、好きなことや社会活動、無理のない運動など自分の時間を積極的にとり、気晴らしをしましょう。

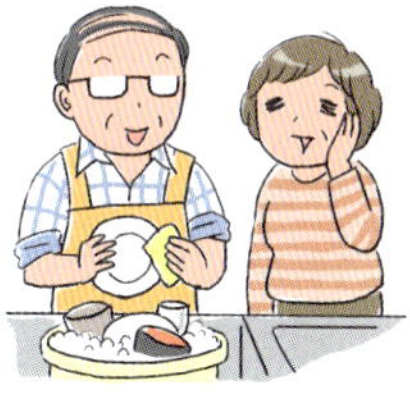

周囲にサポートしてもらう

家族に更年期宣言をし、正々堂々家事や育児を手抜きするのも◎。周囲の理解とサポートを得ることも大切なことです。

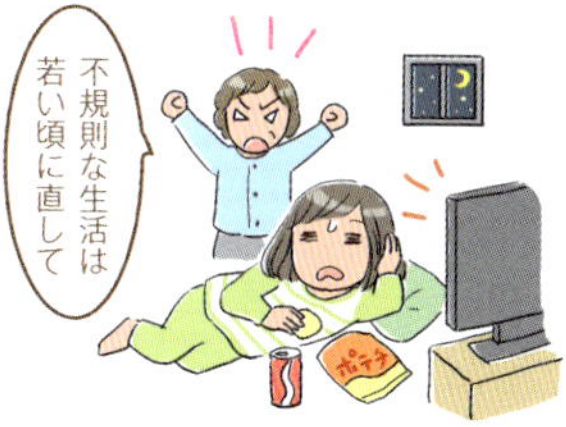
不規則な生活は
若い頃に直して
ポテチ

自律神経を整える生活を

もともと自律神経を乱しやすい人、きまじめな人は更年期症状が強くなりやすい傾向が。自律神経のケア（→ P20、62）も行って。

女性ホルモン減少でリスクの高まる、頻尿・尿もれ（→ P166）、骨粗鬆症《こつそしょうしょう》（→ P168）、動脈硬化、糖尿病対策も行っていきましょう。

更年期障害❶ のぼせ・ほてり・発汗

外出が億劫《おっくう》にならぬよう
ちょっとした工夫で緩和

更年期の典型的な症状といえるのぼせやほてり、発汗。女性ホルモンの減少で、自律神経の体温調節機能が乱れることが原因です。刺激に対して過敏になり、少しの温度変化や感情の起伏、ストレスで体が過剰反応して各症状を起こし、動悸（→P162）につながることも。症状のパターンを知って落ち着いて対処できるようにしましょう。

症状のあらわれ方

「突然カーッと熱くなって上半身がほてる」「汗がどっと出る」「睡眠中にほてり、寝汗をたくさんかく」「顔が熱く、手足は冷える」など、症状のあらわれ方や頻度、起こる時間は人それぞれ。一定のパターンで出る場合もあるので、まずは自分の症状の出方をメモしましょう。

自分の症状を
知ることが
ケアへの第一歩

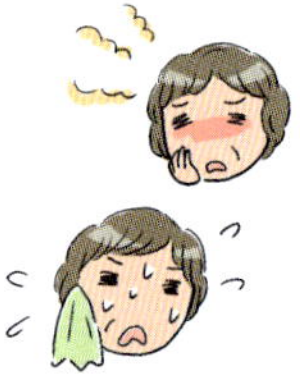

少しの準備が安心に

急なほてりや発汗にも対応できるよう、脱ぎ着しやすい服や吸収性のよい下着を選ぶと◎。音楽プレーヤーや携帯アロマなど、心を落ち着かせるアイテムを持ち歩くのも効果的です。また、定期的な運動は体の循環機能を高め、素早く体温調節できるようになります。

息苦しいときは
風通しのいい
場所で深呼吸を

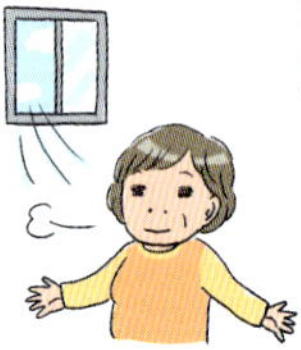

のぼせ・ほてり改善のツボ&運動

血流をよくし、体をリラックスさせて症状を軽減します。

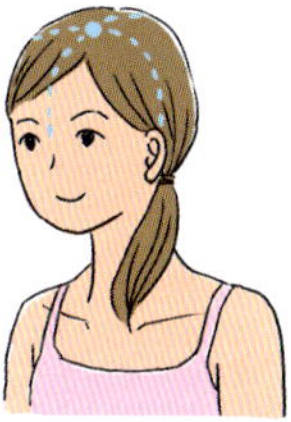
両耳を結ぶ線と
鼻から延ばした線の交差点

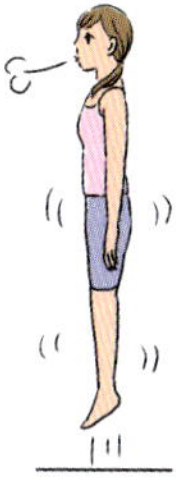

百会《ひゃくえ》

鬱《うっ》血がとれて頭が軽くなるツボ。息を吐きながら指圧します。頭痛、抜け毛の緩和にも。

ジャンプ運動

トランポリンのように、息を吐きながら軽くジャンプ。自律神経を整えてリラックスできます。

運動ができない場合は、散歩で体を温めるだけでも効果的です。

アロマ保冷剤でリフレッシュ

精油と保冷剤を使って、体と心を落ち着かせるアイテムを作りましょう。

材　料　・清涼感のあるペパーミント、沈静効果のあるクラリセージなど、お好みの精油
・ハンカチ
・小さめの保冷剤

作り方　精油をハンカチにつけ、保冷剤を包む。

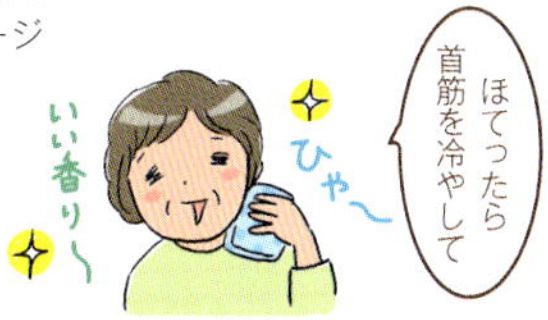
ほてったら
首筋を冷やして
ひゃ〜
いい香り〜

精油をつけた部分が、肌に直接触れないように注意。外出時は保冷袋に入れて持ち歩きましょう。

更年期障害❷ 動悸・息切れ

深呼吸で体を落ち着かせ運動で心肺機能を強化

心臓の拍動が激しくなる動悸や、呼吸が苦しくなる息切れ。激しい運動や興奮時に起こるのは自然なことですが、そうではないのに突然起こるのが更年期の特徴です。これも女性ホルモン減少に伴う自律神経の乱れが原因。症状が出たら、まず深呼吸をして治まるのを待ちましょう。血流アップや心肺機能を高める運動が改善のカギです。

動悸・息切れ改善トレーニング

全身の血行をよくし、呼吸器や循環器を鍛えましょう。

足指ほぐし

足先に適度な刺激を与えると、循環機能がアップ。足指ほぐし（→P101）を行いましょう。

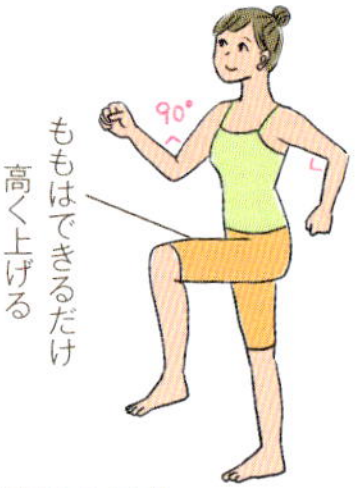

足踏み運動

ひじを90°に曲げ、しっかり前後に振りながら足踏みをしましょう。

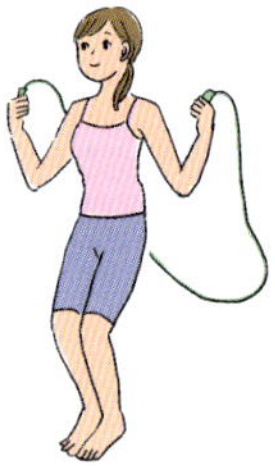

縄跳び

軽く弾むように飛びます。縄はあってもなくてもOK。

足踏み運動と縄跳びは、合わせて15～20分程度行うと◎。

※動悸を感じているときは、運動は控えるようにしましょう

更年期障害❸ イライラ

自分を見つめる時間を持ち体を動かして解消

わけもなく家族に当たったり、やけを起こしたり、更年期には自分の感情をコントロールできなくなることが起こりがちです。自己嫌悪で余計にイライラし、悪循環に陥ることも。ストレスの原因を書き出して心を落ち着かせる、自分の時間をつくってゆっくり過ごすなど、イライラ緩和を心がけて。気分がスッキリする運動も効果的！

気持ちを落ち着かせる体操

体を大きく動かしてイライラを発散させましょう。血行がよくなると、気持ちも前向きになります。

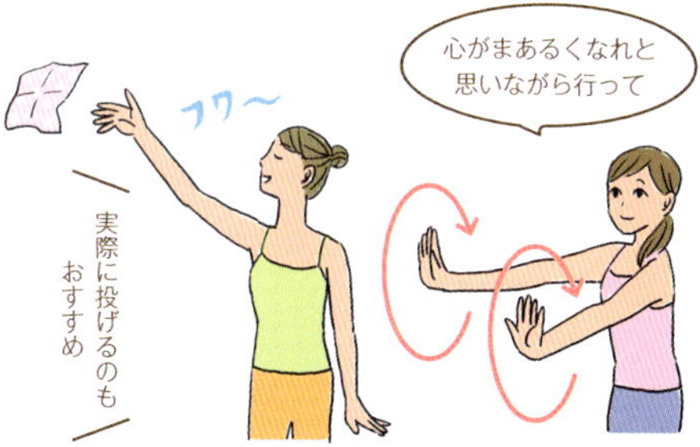
フワ〜
実際に投げるのもおすすめ
心がまあるくなれと思いながら行って

リラックス体操

ハンカチを投げるイメージで手を動かし「フワー」と声を出して。優しい動きが心を静めます。

まあるくなれ体操

両手を前に出し、右回り、左回りと大きく円を描きます。腰や足も一緒に回すような意識で行って。

更年期障害④ うつ・不安感

体と生活の変化が影響 セルフケアで緩和を

自律神経が乱れると、精神的にも不安定になり、落ち込みや不眠など、うつに似た症状が起こりやすくなります。また、更年期に伴う体の不調や子どもの独立、親の介護など、生活の変化が重なって、うつ気分や不安感を強めることも。これも更年期の体の変化によるものであれば自然と治まります。運動やストレス改善（→P60～）でこまめに心のケアを。

うつ気分改善ヨガ

両脇と背筋を伸ばし、ホルモンバランスや内臓機能を整えます。気分がスッキリします。

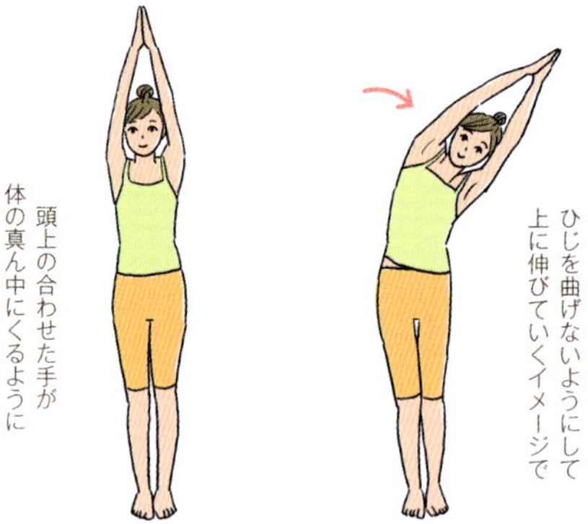
頭上の合わせた手が体の真ん中にくるように
ひじを曲げないようにして上に伸びていくイメージで

① 両足をそろえて立つ。胸の前で合掌し、親指を交差させる。息を吸いながら、両ひじを引き締めて伸ばす。

② 息を吐きながら、体を左に倒し、３～５呼吸分キープ。息を吸いながら体を戻し、反対も行う。

更年期障害❺ 物忘れ・集中力低下

更年期に増える物忘れ
日常生活で脳の活性化を

「固有名詞が出てこない」「仕事のペースが落ちた」など、更年期になると多くなる物忘れや集中力の低下。年のせいにされがちなこれらの症状も、女性ホルモンの低下が脳の血液循環や記憶力に影響して起こっています。物忘れが多くなったと感じたら、リラックスを心がけ、軽い運動や手先を動かす作業などで脳を活性化させましょう。

日常生活で物忘れを予防する

ちょっとした工夫と刺激で脳を元気に若返らせましょう。

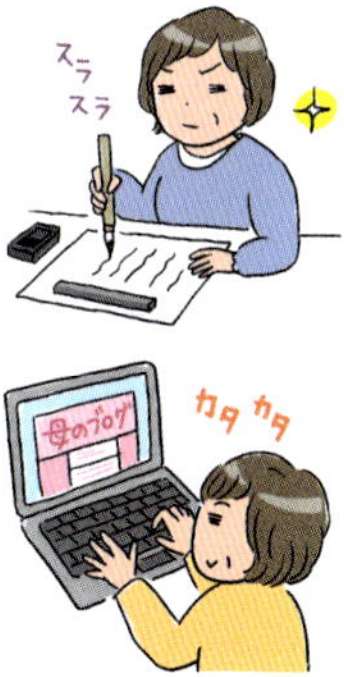
スラスラ
母のブログ
カタカタ

趣味で脳を元気に

ピアノや書道、陶芸、パソコンなど、指先を使うと頭の体操に。音読や単純計算を繰り返すのも◎。

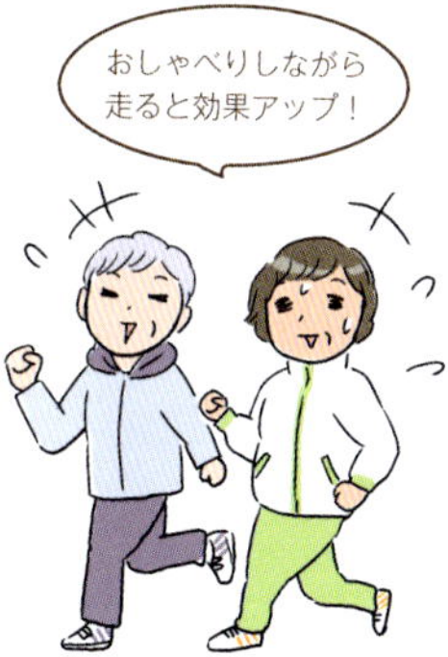
おしゃべりしながら走ると効果アップ！

ゆったりジョギング

ジョギングで脳を活性化。歩くくらいの速さで1回20分を週2回程度行うのが理想的。

更年期後の症状❶ 頻尿・尿もれ

加齢で衰えがちな骨盤底と腹筋を強化！

女性ホルモンの減少で膀胱や尿道の収縮が悪くなると、尿が少し溜まっただけで尿意を感じやすくなります。また加齢による全身の筋力の低下から骨盤底（↓P144）がゆるむと、尿もれが起こりやすい状態に。骨盤底のゆるみは産後に改善しておくのがベストですが、強化はいつでも可能。骨盤底と腹筋を鍛え、尿トラブルの回避を。

頻尿・尿もれ改善トレーニング❶

電車やバスでの移動中はお尻と骨盤底を引き締めるいい機会！つり革を利用してトレーニングしましょう。

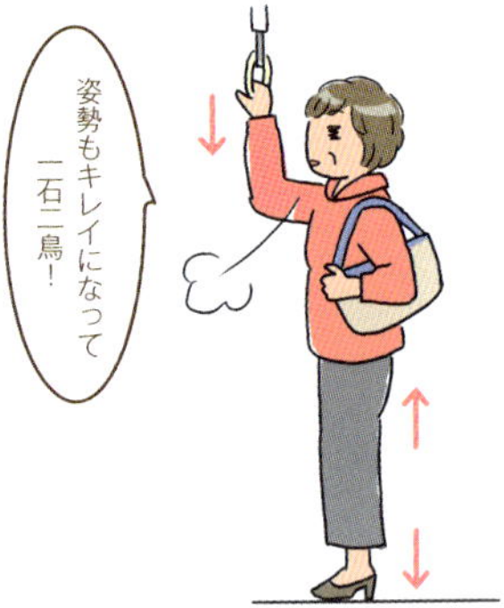

つり革を下に引く。息を吐きながら足の裏で床を押し、体は上に引き上げるイメージで骨盤底を締める。

尿もれ予防・改善トレーニング（→P145）も行いましょう。

頻尿・尿もれ改善トレーニング❷

呼吸に合わせて骨盤底を鍛え、骨盤周りをしなやかにします。女性ホルモンの分泌もスムーズに。

❶ 足を肩幅に開いて四つんばいになり、ひじから先を床につける。息を吐きながら骨盤底を引き締める。

❷ 息を吸いながら骨盤底をゆるめる。①と②を5～10回繰り返す。

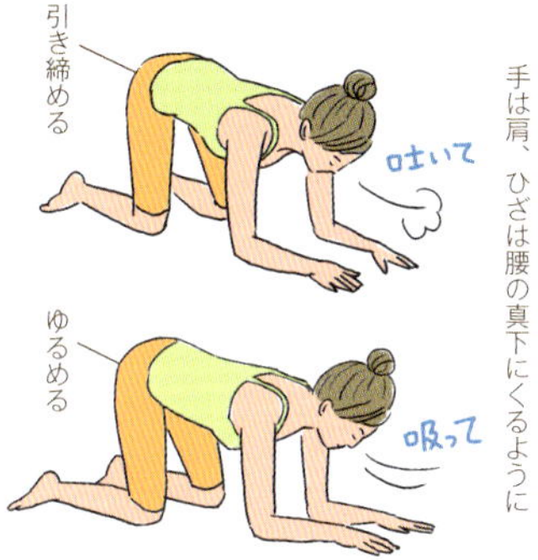
引き締める
吐いて
ゆるめる
吸って
手は肩、ひざは腰の真下にくるように

頻尿・尿もれ改善トレーニング❸

イスに座りながら骨盤底と内ももの筋肉を同時に鍛えます。

❶ 足を広げてイスに座り、左右の腕をクロスしてひざの内側につける。

❷ 息を吐きながら、足は閉じる方向へ、手は足を広げる方向へ力を入れる。3～5呼吸分キープ。

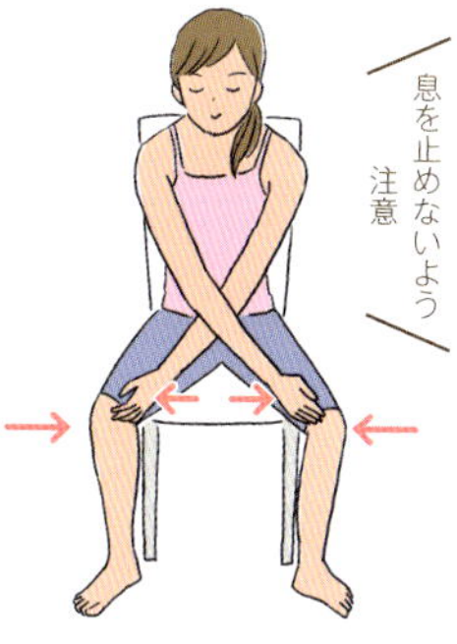
息を止めないよう注意

更年期後の症状❷

骨粗鬆症《こつそしょうしょう》

患者の8割が女性　閉経前から骨量アップを

骨が弱くなり、骨折しやすくなる骨粗鬆症。エストロゲン減少による急激な骨量の低下が原因で、特に閉経後の女性がなりやすい病気です。自覚症状はあまりありませんが、ちょっとした転倒が骨折につながり、ひどい腰痛や寝たきりになるなど、生活に大きな影響も。早いうちから骨を強くする食事や運動を心がけ、予防に努めましょう。

月経不順の人は要注意

月経不順や無月経は、エストロゲンが分泌されていない状態。慢性的なエストロゲン不足は骨量を低下させ、若くても骨粗鬆症になります。月経不順や無月経が改善しない場合は、早めに婦人科を受診しましょう。

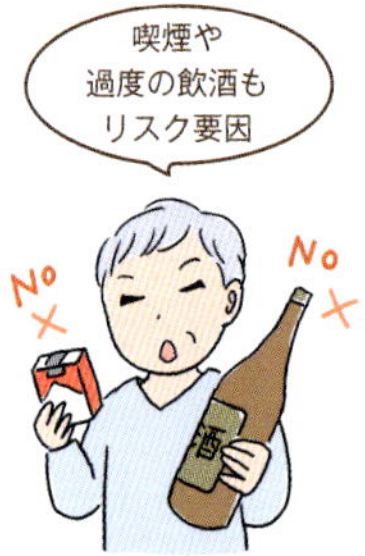

骨に必要な栄養素

カルシウム
骨の主成分になる
牛乳、チーズ、ワカサギ、豆腐、干しエビ、小松菜など

ビタミンD
カルシウムの吸収を助ける
サケ、ウナギの蒲焼き、ヒラメ、キクラゲなど

ビタミンK
骨の形成を促す
納豆、ほうれん草、小松菜、ニラ、ブロッコリーなど

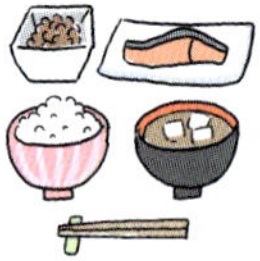

3つの栄養素が
バランスよくとれる
和食がおすすめ

骨粗鬆症予防トレーニング①

骨に負荷をかけると骨形成が活発になり、骨量の低下を予防できます。軽い運動を日頃から心がけ、筋肉も一緒に強化しましょう。

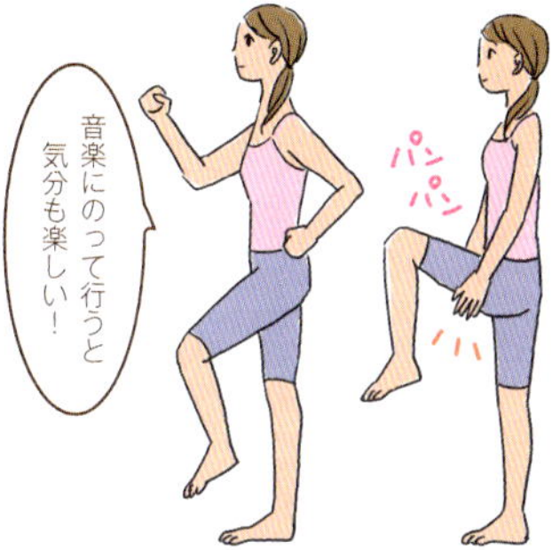
音楽にのって行うと気分も楽しい!
パン
パン

① 腕を振って足踏みをする。

② 徐々にももを高く上げ、上げたももを両手でパンパンと軽くタッチする。

骨粗鬆症予防トレーニング②

骨粗鬆症になると椎体《ついたい》骨折のリスクが高まり、腰が曲がったり、背が縮む恐れも。腰椎を鍛えてしっかり予防を。腰痛や肩こりも防ぎます。

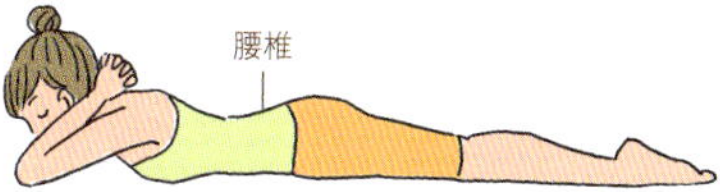
腰椎

① うつ伏せになり、両手を首の後ろで組む。

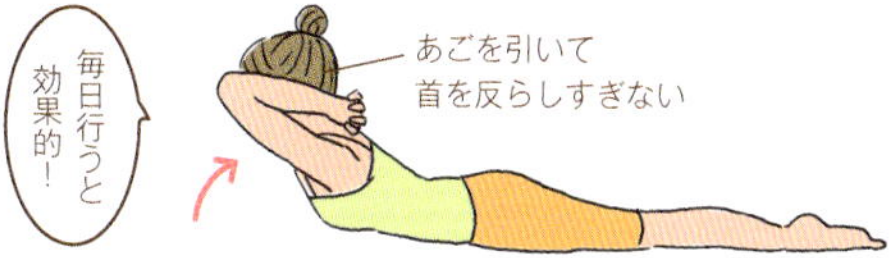
毎日行うと効果的!
あごを引いて首を反らしすぎない

腰に痛みを感じる人は無理をしない

② 背中を反らせ、5秒キープする。15回行う。

更年期の二大治療法

セルフケアで緩和されない、症状がひどくてストレスになる場合は無理をせず、病院で治療を受けましょう。

病院に行く前に

医師に不調の状況などを詳しく伝えられるよう、普段から月経状況などをメモしておきましょう。

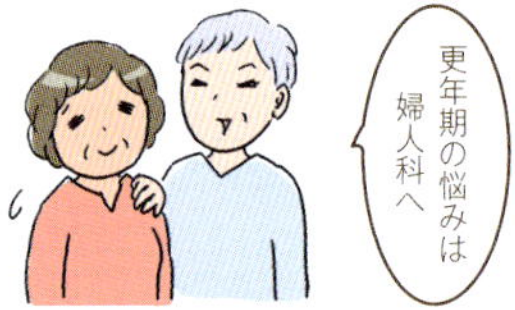
更年期の悩みは
婦人科へ

メモ・整理しておくこと

- □月経周期、月経期間、最終月経の開始日
- □症状はいつから、どんな状況で出るか
  1日のうちどの時間帯で出るか
- □今までかかった病気
- □現在服用している薬の名前

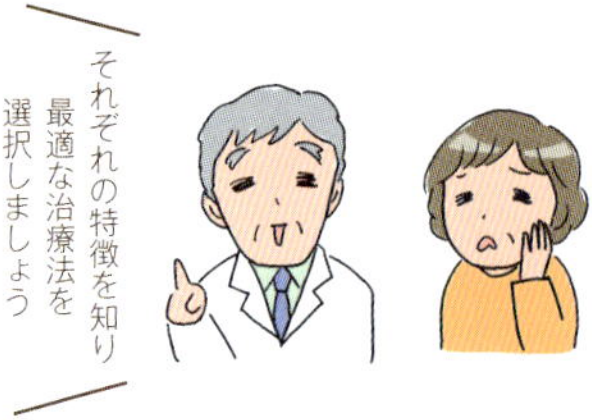
それぞれの特徴を知り
最適な治療法を
選択しましょう

更年期の二大治療法

漢方とホルモン補充療法（HRT）が主な治療法。症状、月経、病気の有無などから、どちらが合っているかを医師と相談しましょう。

普段から婦人科検診などを通じて、信頼できる病院や医師をチェックしておきましょう。更年期医療が受けられるかの確認も大切です。

漢方

心身のバランスを整える

不定愁訴（→ P156）や心の不調に効果的。体質に合わせて薬を選べるため、誰でも治療が受けられ、閉経前後関係なく使えます。

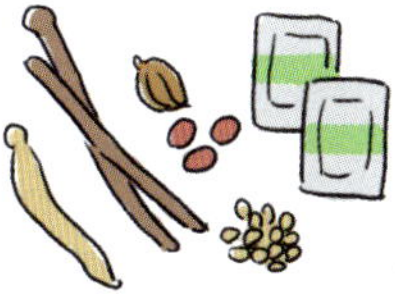

全身の調子を整える
働きがある

メリット
原因が特定しにくく、不調があちこちに出る不定愁訴や心の不調に効果的
誰でも使える
閉経に関わらず使用できる
HRTに比べ、多くの婦人科や専門機関で処方が可能

デメリット
のぼせやほてりに対しては、HRTに比べ効果が穏やか
ホルモン減少が原因の症状（骨粗鬆症、膣の乾燥感、性交痛）にはあまり効果がない

ホルモン補充療法（HRT）

不足する女性ホルモンを補充

漢方よりも即効性があり、更年期以後の病気予防にも効果的。女性ホルモンを補充することでリスクが高まる病気の人はNG。

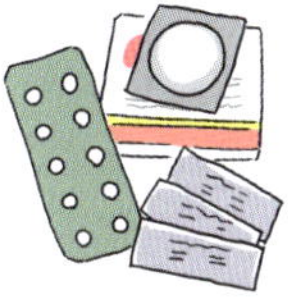

閉経後5年以内が
副作用も少なく
使用開始に最適

メリット
ほてり、発汗、動悸などの不調解消に即効性が期待できる
骨粗鬆症、動脈硬化、認知症、うつなどの予防効果がある
女性ホルモン減少が原因の膣の乾燥感や性交痛に効果的

デメリット
乳がん、子宮がん、血栓症などの病気があると受けられない
不正出血や不快症状が生じる場合がある
５年以上の使用で乳がんのリスクが高まる場合も

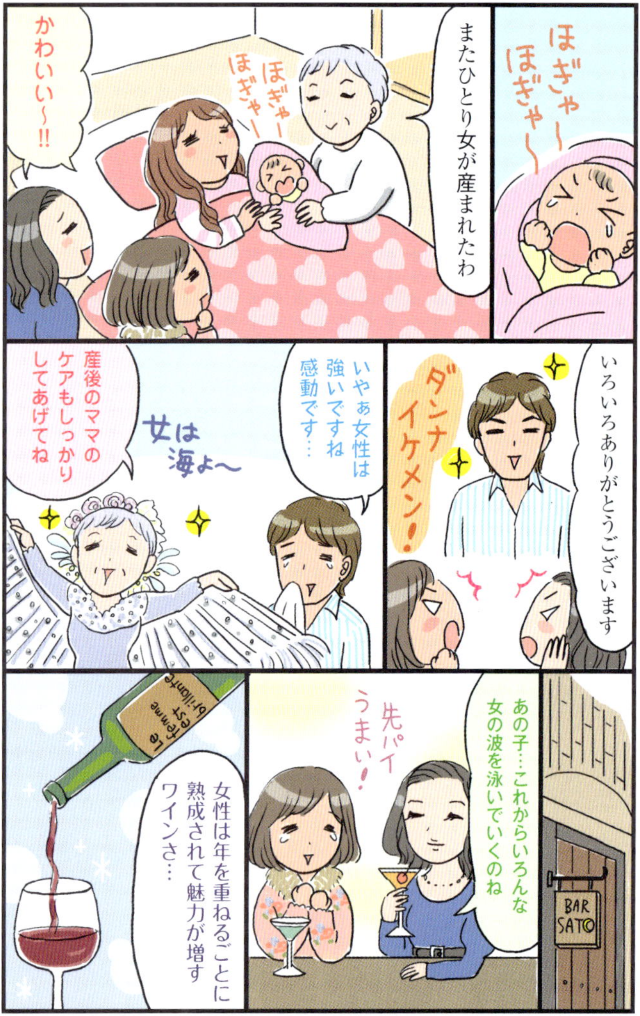

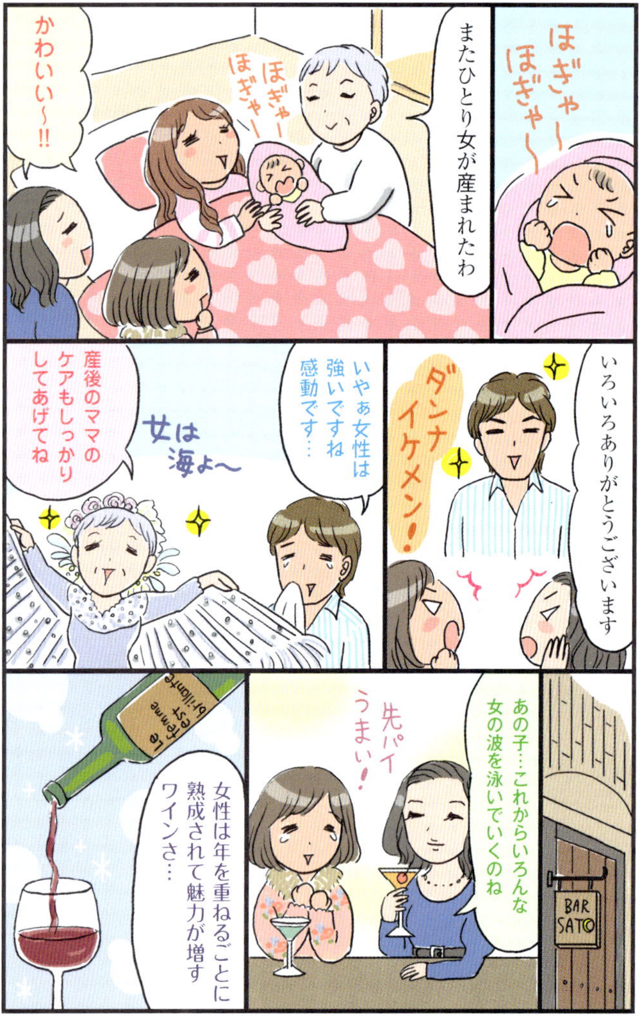

ほぎゃ～ほぎゃ～
またひとり女が産まれたわ
ほぎゃーほぎゃー
かわいい～!!
いろいろありがとうございます
ダンナイケメン!
いやぁ女性は強いですね感動です…
女は海よ～
産後のママのケアもしっかりしてあげてね
BAR SATO
あの子…これからいろんな女の波を泳いでいくのね
先パイうまい!
Le femme est brillante
女性は年を重ねるごとに熟成されて魅力が増すワインさ…

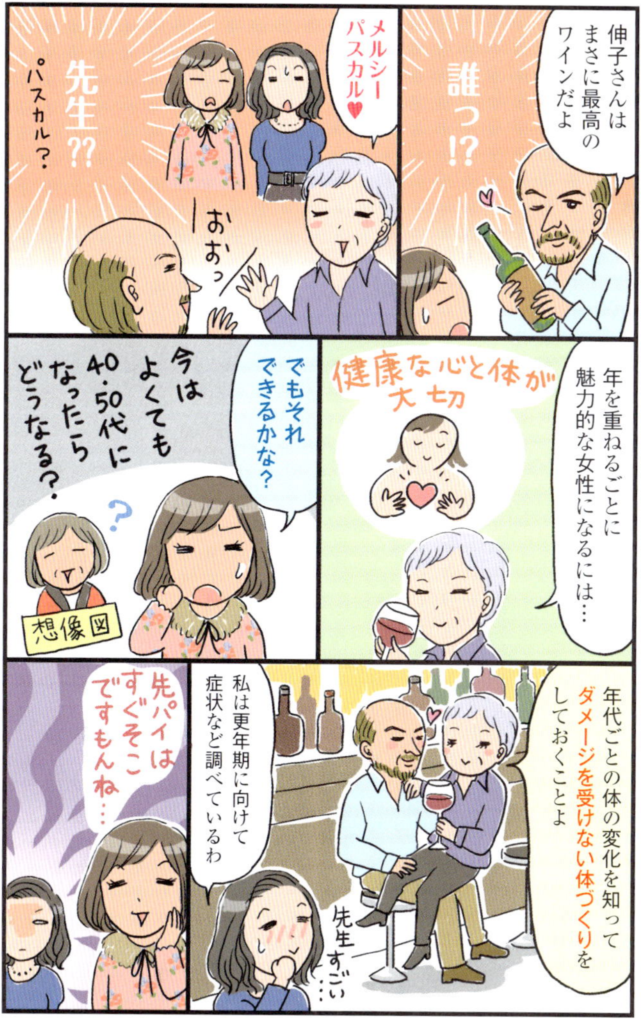
伸子さんはまさに最高のワインだよ
誰っ!?
メルシーパスカル♥
おおっ
先生??
パスカル?
年を重ねるごとに魅力的な女性になるには…
健康な心と体が大切
でもそれできるかな?
今はよくても40・50代になったらどうなる?
想像図
年代ごとの体の変化を知ってダメージを受けない体づくりをしておくことよ
私は更年期に向けて症状など調べているわ
先生すごい…
先パイはすぐそこですもんね…

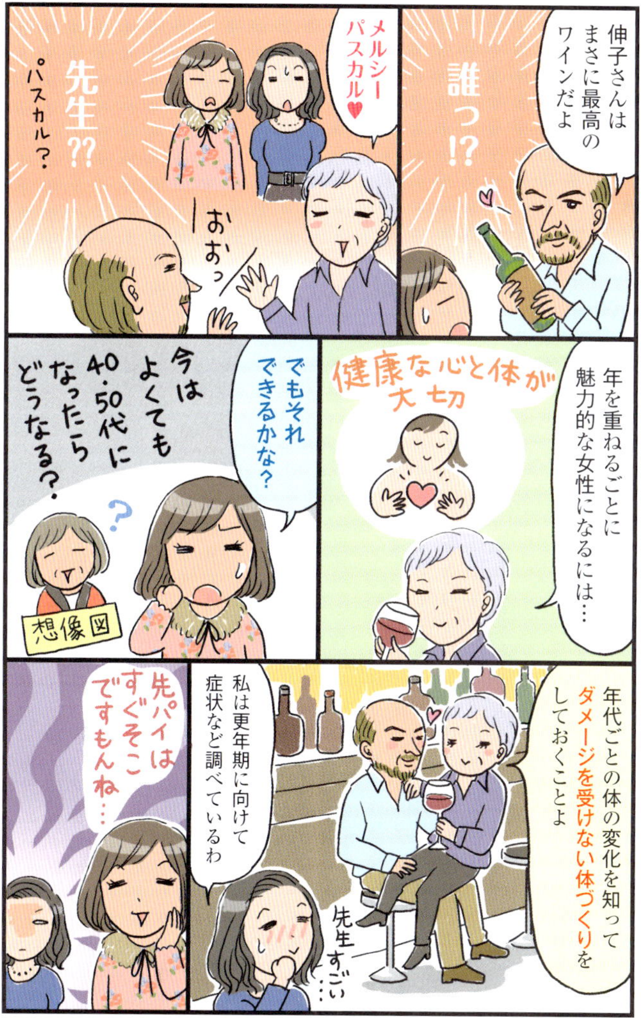

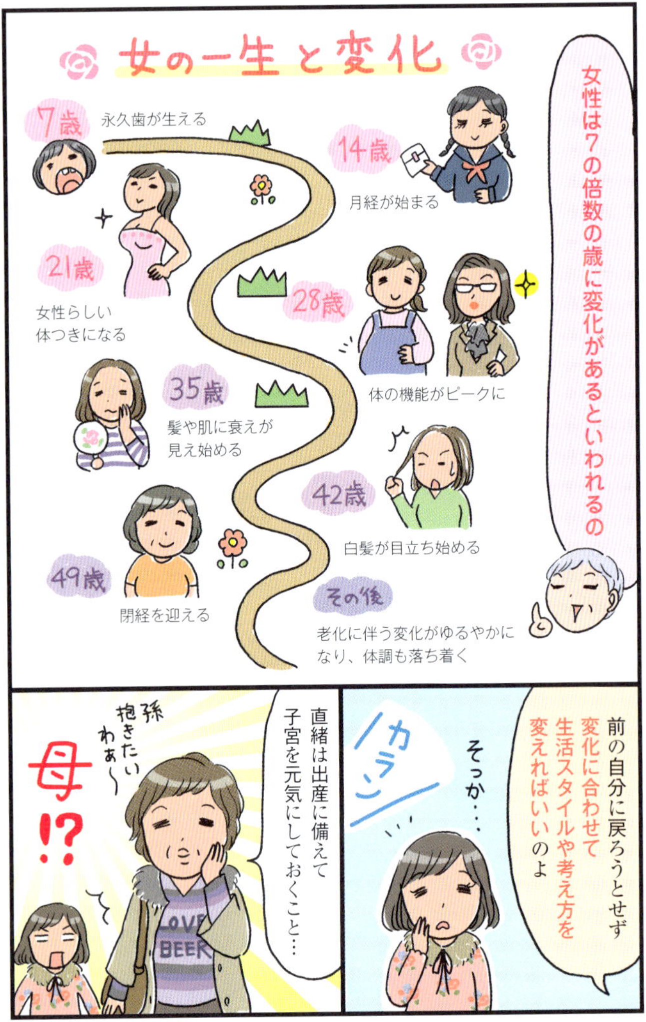
女の一生と変化
女性は7の倍数の歳に変化があるといわれるの
7歳
永久歯が生える
14歳
月経が始まる
21歳
女性らしい
体つきになる
28歳
体の機能がピークに
35歳
髪や肌に衰えが
見え始める
42歳
白髪が目立ち始める
49歳
閉経を迎える
その後
老化に伴う変化がゆるやかに
なり、体調も落ち着く
前の自分に戻ろうとせず
変化に合わせて
生活スタイルや考え方を
変えればいいのよ
カラン
そっか・・・
直緒は出産に備えて
子宮を元気にしておくこと…
孫
抱きたい
わぁ〜
母!?

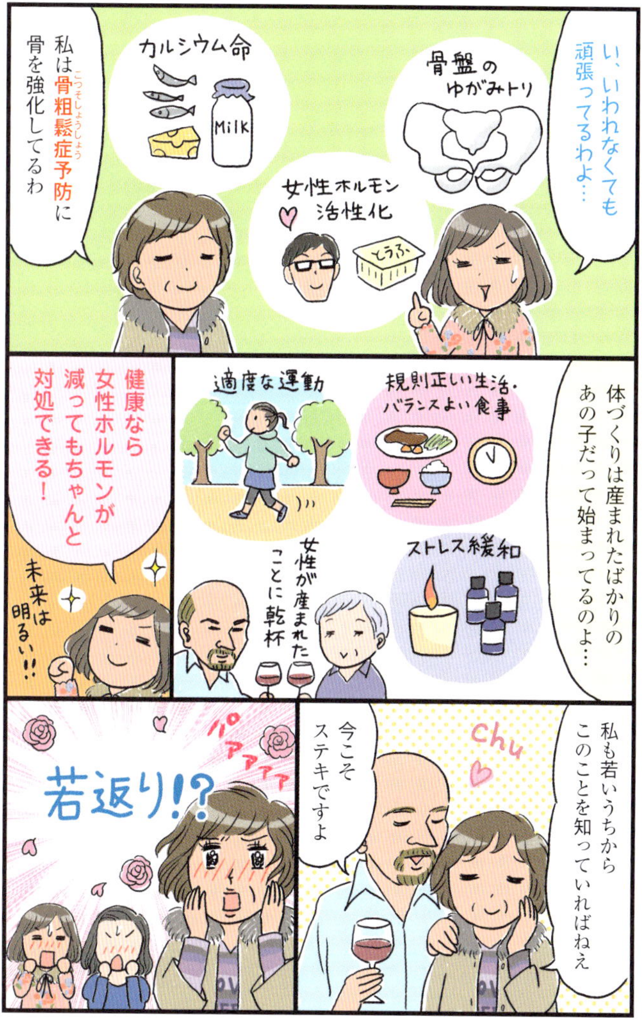
い、いわれなくても頑張ってるわよ…
骨盤のゆがみトリ
女性ホルモン活性化
とうふ
カルシウム命
Milk
私は骨粗鬆症《こつそしょうしょう》予防に骨を強化してるわ
体づくりは産まれたばかりのあの子だって始まってるのよ…
規則正しい生活・バランスよい食事
適度な運動
ストレス緩和
女性が産まれたことに乾杯
健康なら女性ホルモンが減ってもちゃんと対処できる！
未来は明るい!!
私も若いうちからこのことを知っていればねえ
Chu
今こそステキですよ
パアアアア
若返り!?

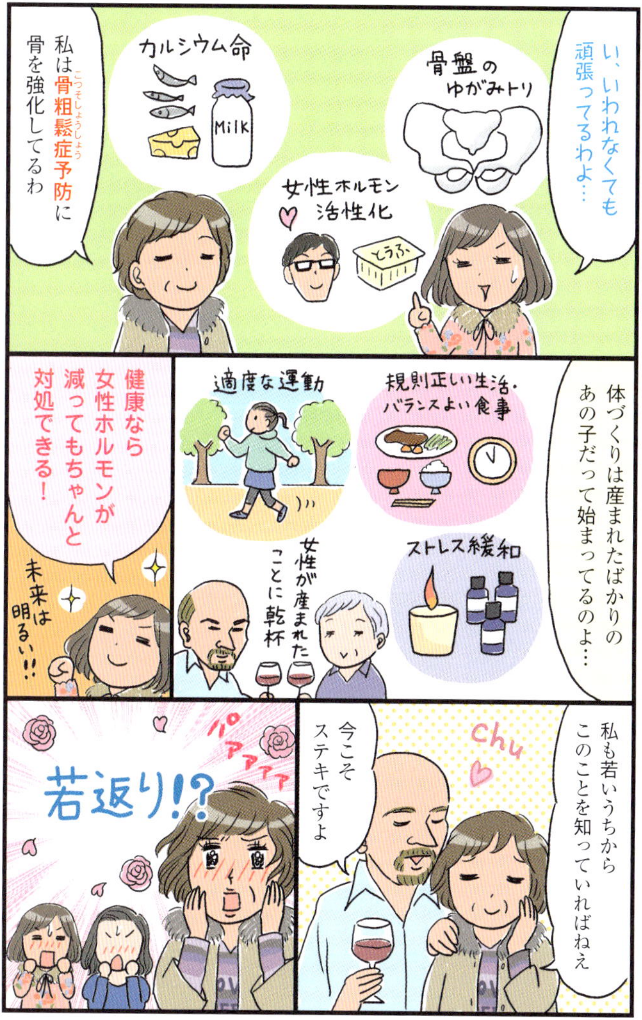

20代のデイリーゆがみトリ

アクティブに活動し、多くのことを吸収する20代。自分磨きに専念できるよう日々の疲れはこまめにリセットを。女性機能アップのために、婦人科系の不調は早めに解消しましょう。

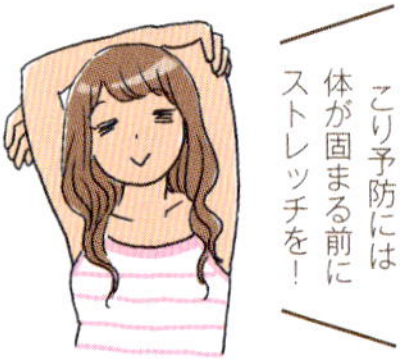
こり予防には
体が固まる前に
ストレッチを！

1: 足指ほぐし(→P101)＋肩＆首ほぐし(→P23)

2: 肩こりに効くヨガ①②(→P24)

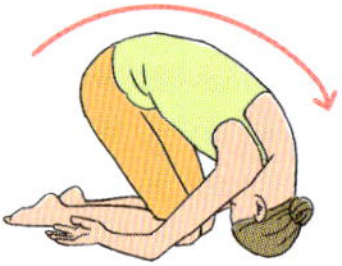

3: 内臓機能アップストレッチ

体をねじることで、内臓機能を高めます。肝臓を刺激するので、二日酔いのときにもおすすめです。

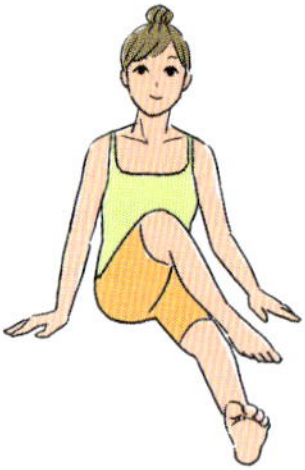

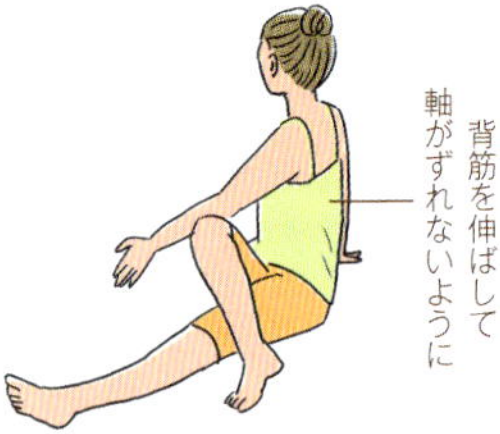
背筋を伸ばして
軸がずれないように

❶ 足を伸ばして座り、左足の外側の床へ右足の裏をつける。

❷ 伸ばした左ひじを右ひざにつけ、息を吐きながら上体を右にねじる。3～5呼吸分キープし、反対も行う。

4: 活力アップヨガ

股関節をほぐし、足腰の疲れ、足のむくみをとります。体の冷えトリや、内臓強化、美肌、O脚改善効果もあり。

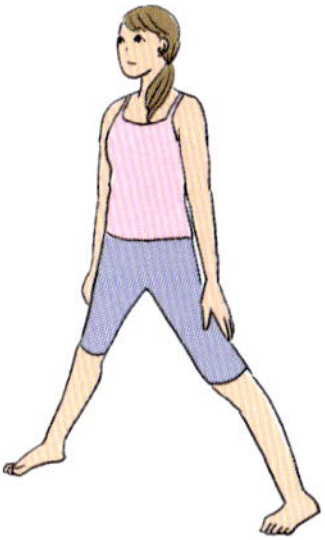

❶ 両足を大きく広げ、つま先を正面に向けて立つ。両手はももの上に置く。

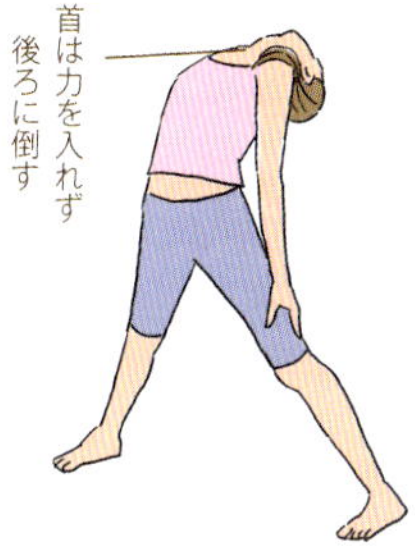
首は力を入れず後ろに倒す

❷ 息を吸いながら、お尻を引き締めて上体を反らすように胸をつき出す。

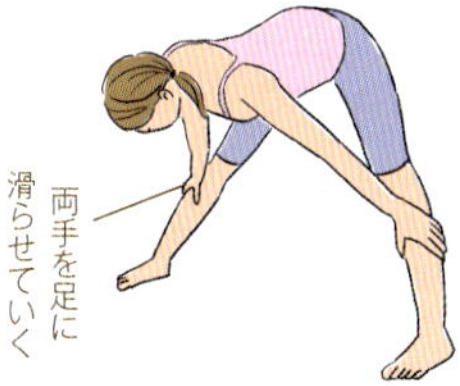
両手を足に滑らせていく

❸ 息を吐きながら、背筋を伸ばして上体を前に倒す。両手は足に沿わせて下に滑らせる。

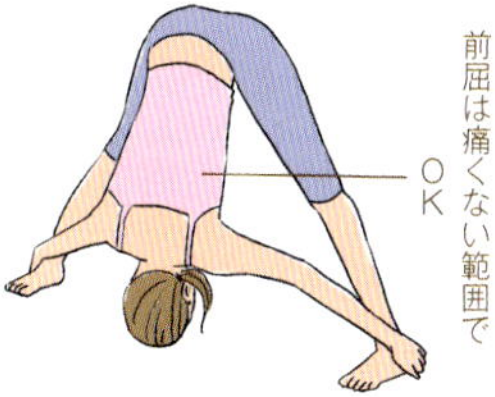
前屈は痛くない範囲でOK

❹ 手が足首に届いたら、ひじを伸ばし、頭を床につける。首を痛めない程度に頭に体重をのせ、3～5呼吸分キープ。

5: 全身の力を抜いてリラックス

30代のデイリーゆがみトリ

結婚や出産を経て、環境が大きく変わる人も多い30代。妊娠中の体の変化、出産のダメージを受けてもリカバリーできる体づくりを心がけ、内側から輝く健やかな女性になりましょう。

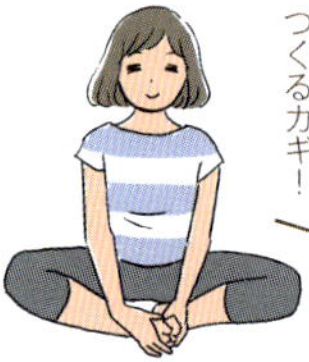

運動習慣は健やかな心身をつくるカギ!

1: 足指ほぐし(→ P101)＋肩&首ほぐし(→ P23)

2: 体ねじりストレッチ

体を左右にねじることでゆがみをとります。内臓が刺激され機能が活性化します。

❶ うつ伏せに寝て、右手を頭の方向へ伸ばし、左手を肩から水平にまっすぐ伸ばす（9時の形）。

❷ 左手を天井に向かって上げ、上体をねじる。視線は上げた手の方向へ向け、3～5呼吸分キープ。3時の形で反対も行う。

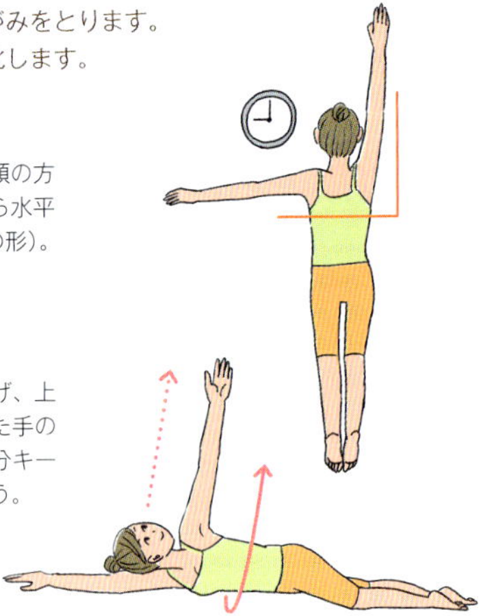

3: お腹引き締めヨガ

腹筋やももの筋肉を鍛え、代謝を活性化させます。産後の体型戻しにもおすすめ。

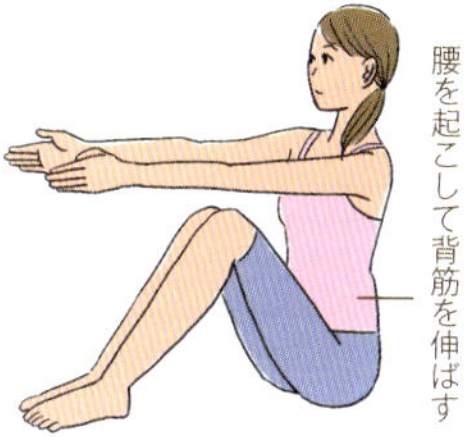
腰を起こして背筋を伸ばす

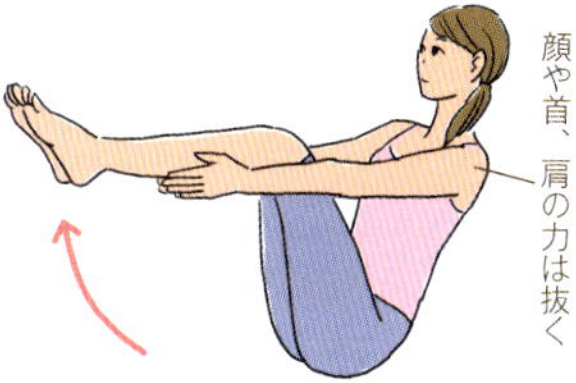
顔や首、肩の力は抜く

❶ 背筋を伸ばし、両ひざを立てて座る。両手は床に置く。息を吸いながら、両手を床と平行になるよう伸ばす。

❷ 息を吐きながら、手の高さまで両足を上げる。足はそろえたままでふくらはぎを床と平行にし、3～5呼吸分キープする。

❷の姿勢ができない人は

ももの裏側で手を組んで足を支え、バランスをとる。5～8呼吸分キープする。

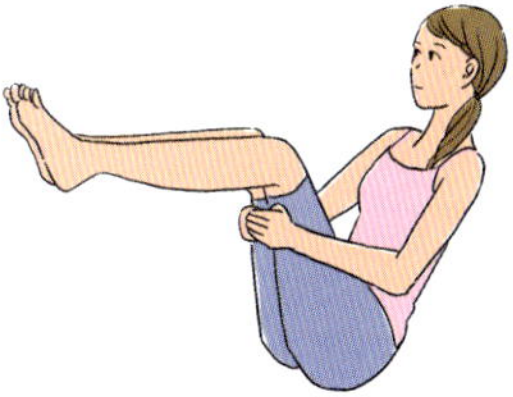

4: 骨盤を締めるヨガ (→P149)

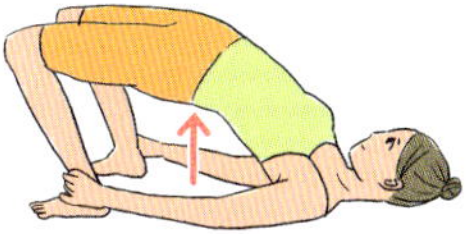

5: 全身の力を抜いてリラックス

40代のデイリーゆがみトリ

仕事はベテランの域に入り、育児はひと区切りつく40代。女性ホルモンの減少がゆるやかに始まり、心身に変化が感じられる頃です。日頃から体を動かして来たる更年期に備えましょう。

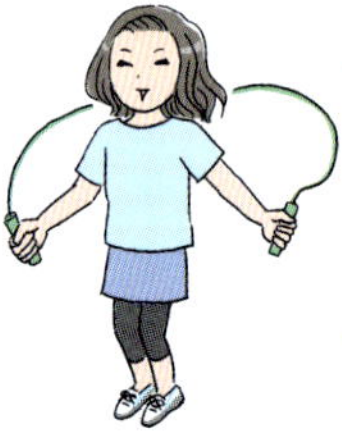

体を動かして
アンチエイジング

1: 足指ほぐし(→P101)+肩&首ほぐし(→P23)

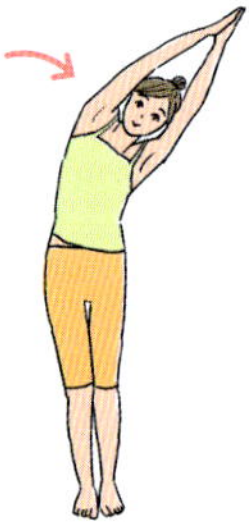

2: うつ気分改善ヨガ(→P164)

3: 筋力アップトレーニング

背中とお腹周りの筋肉を強化し、
安定感のある体をつくりましょう。

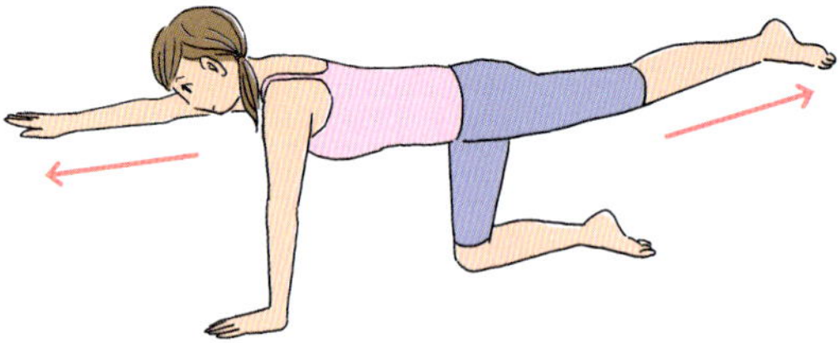

四つんばいになり、右手と左足を床と水平になるよう伸ばす。
3～5呼吸分キープし、反対も行う。

4: 全身を引き締めるヨガ

全身を使ってバランスをとるポーズ。体を温め、ウエストや脇腹を引き締める効果があります。高血圧にも◎。

❶ 背筋を伸ばし、肩の力を抜いて正座する。

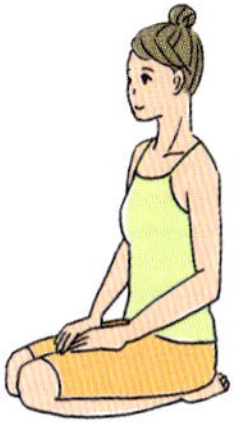

❷ 息を吐きながら、腰を浮かせて四つんばいの姿勢になり、左足を後ろに伸ばす。

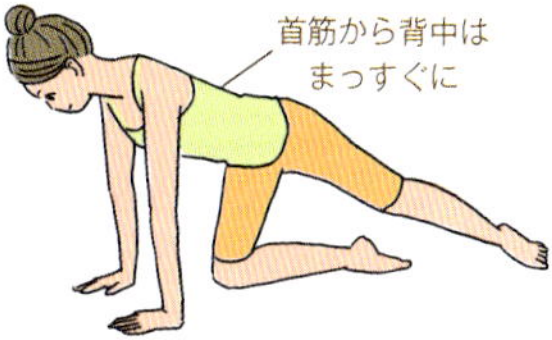
首筋から背中は
まっすぐに

❸ 息を吸いながら、体を左にねじり、左手を真上に上げる。3～5呼吸分キープ。息を吐きながら①に戻り、反対も行う。

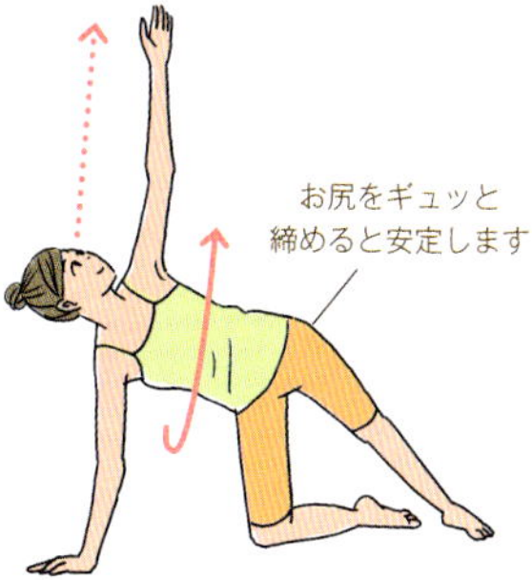
お尻をギュッと
締めると安定します

5: 全身の力を抜いてリラックス

50代のデイリーゆがみトリ

女性ホルモンの急激な減少で更年期障害が起こる時期。症状の有無や程度は人それぞれですが、体力づくりと心身のリラックスで緩和して。今後の人生をより充実させるためにも、運動を大切に。

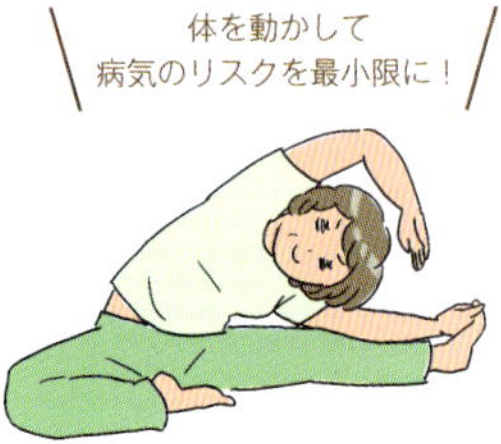
体を動かして
病気のリスクを最小限に！

1: 足指ほぐし(→P101)＋肩&首ほぐし(→P23)

2: チェアヨガ

股関節周りをほぐし、血液・リンパの循環をよくします。足の疲れがとれて足さばきも軽快に。

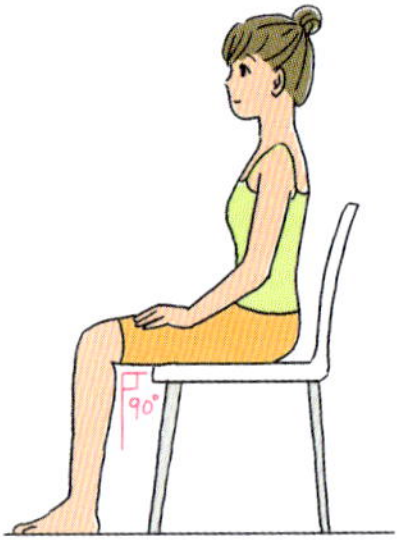
90°

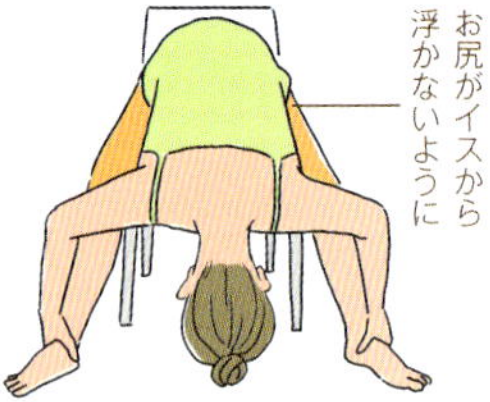
お尻がイスから浮かないように

❶ 足の角度が90°になる高さのイスに座る。

❷ 足を左右に大きく広げ、手で足首をつかみ上体を倒す。3～5呼吸分キープする。

3: 疲労回復&筋力アップヨガ

太ももとお尻を引き締めて、安定した下半身をつくりましょう。手足の疲れ、背骨のゆがみトリにも効果的。

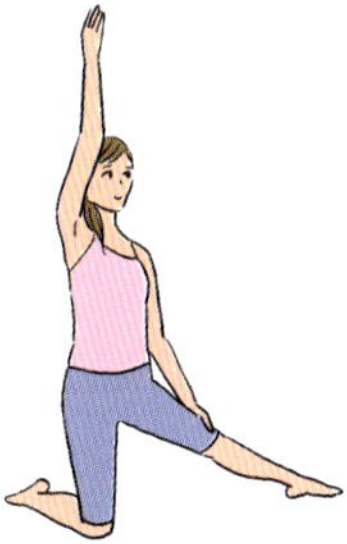

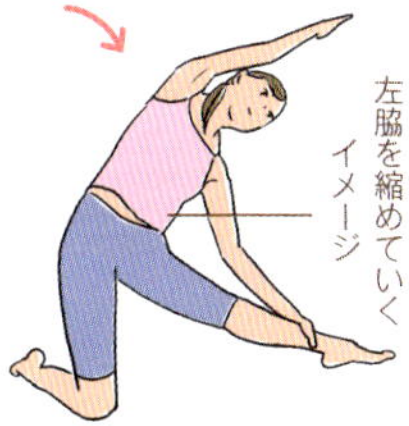
左脇を縮めていく
イメージ

❶ ひざ立ちから、左足を左側に伸ばす。足裏を床につけ、つま先は外側に向ける。息を吸いながら右手を上に上げる。

❷ 息を吐きながら、体を左にゆっくりと倒す。

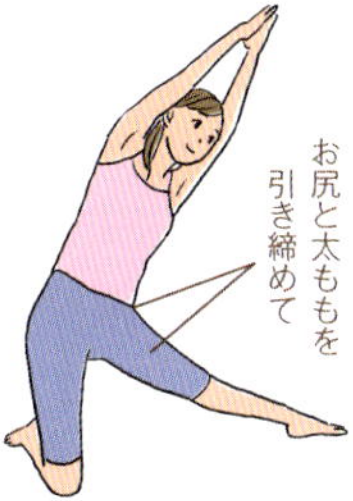
お尻と太ももを
引き締めて

❸ 前傾にならないよう注意しながら左手を上げて合掌し、3～5呼吸分キープ。

❹ 息を吸いながら上体を起こし、吐きながら手を下ろす。反対も行う。

4: 毎日やりたい！疲労回復ストレッチ② (→P20)

5: 全身の力を抜いてリラックス

症状別

ゆがみトリプログラム

これまでに登場したストレッチやヨガを複合的に組み合わせ、より効果的なメニューをご紹介します。

徹底改善！骨盤ゆがみトリメニュー

Start P30
P31
P114
P117

P122
P29 ゆりかご運動
P19
P149

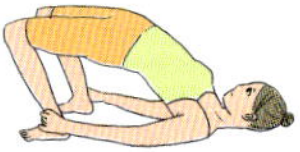

余裕があればこれも

P71 骨盤ほぐし
P73 骨盤ゆがみトリ
P119・P123①
P133
P182 チェアヨガ

健康と美容の胃腸強化メニュー

Start P51
P53
P55

P54
P176 内臓機能アップストレッチ
P95 骨盤周りを鍛えるトレーニング②

余裕があればこれも

P45
P149
P177 活力アップヨガ
P178 体ねじりストレッチ

体引き締めスタイルアップメニュー

Start P96
P97
P45
P53
P179 お腹引き締めヨガ

P99（自分の脚のゆがみに合うストレッチを行う）
P95
P65 眠りに誘うヨガ
P181 全身を引き締めるヨガ

余裕があればこれも

P89・P92・P132・P143・P164
P177 活力アップヨガ・P180 筋力アップトレーニング

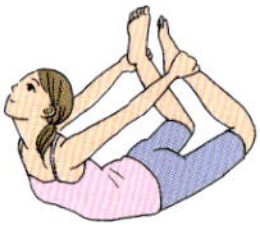

ゆがみの元凶 猫背脱却メニュー

Start P29 猫背リセット
P147
P92
P93
P19
P183 疲労回復＆筋力アップヨガ

余裕があればこれも

P180 筋力アップトレーニング

月経トラブル 解消メニュー

Start P114
P117
P119
P122
P177 活力アップヨガ
P55

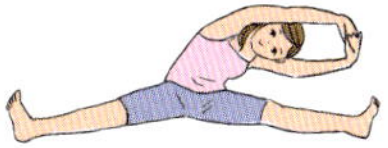

余裕があればこれも

P133・P164
P183 疲労回復＆筋力アップヨガ

ガンコな肩こりを 根絶メニュー

Start P23
P24
P147
P123 ③
P85 肌あれ解消！肩甲骨ストレッチ

繰り返す頭痛の 予防メニュー

Start P33（自分の症状に合う呼吸法を行う）
P23
P24 肩こりに効くヨガ①
P123 ③
P35

心から美しく！ ストレス発散メニュー

Start P61
P62
P63 気分スッキリ簡単ストレッチ
P164
P147
P65

じっくり行う 本格疲労回復メニュー

Start P19
P20
P31
P30 ステップ①
P51

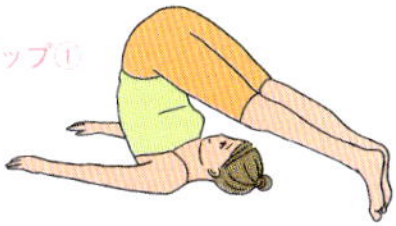

教室
わい
わい
営業へカムバックと同時に本社へ異動よ！
Brilliant
まぶしい〜！オーラハンパないっス
私もこの子と英語始めるの
私は登山にチャレンジ！
オレは女になる♥
女ってステキ
なんでやねん!!
姉ちゃんもしたいことないの？
それは…
みなさーん！
体のゆがみもとれて女性ホルモンとも仲良くしてるようね
トレビアーンよ
はーい

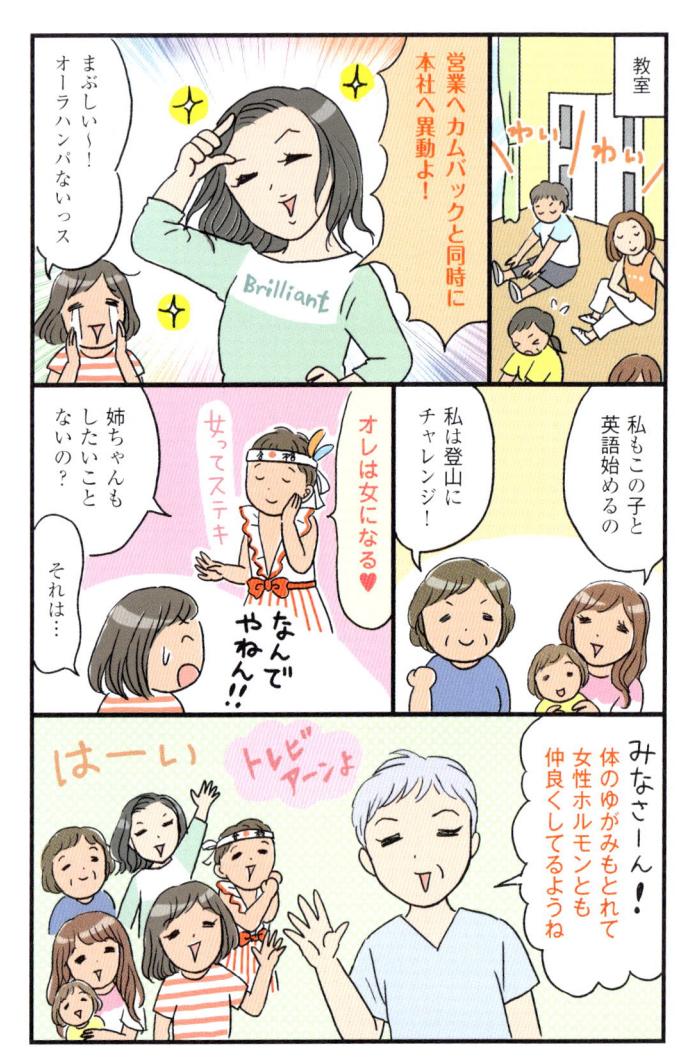

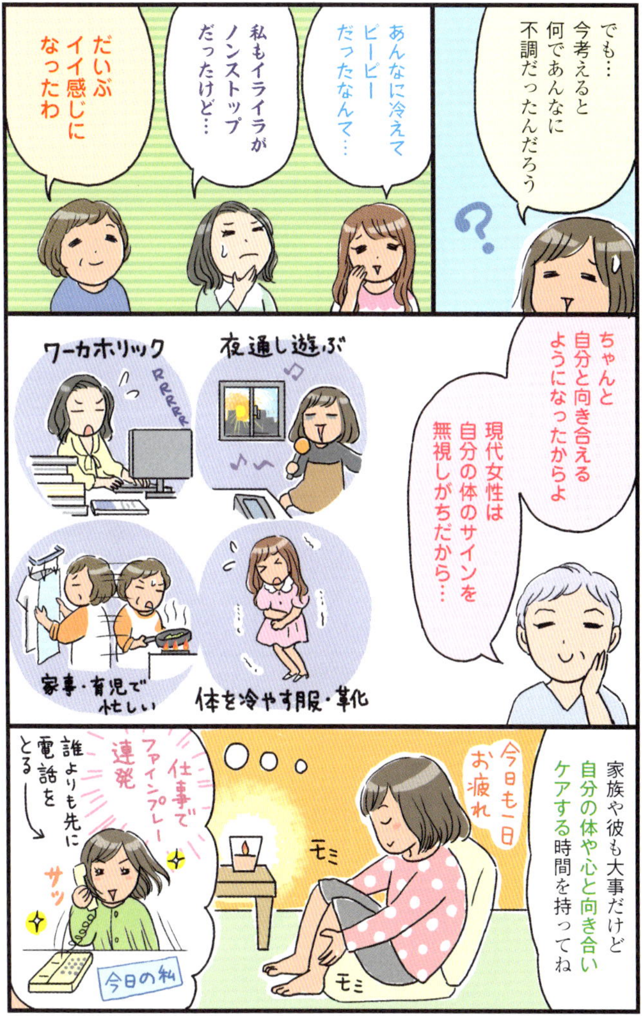
でも…今考えると何であんなに不調だったんだろう
あんなに冷えてピーピーだったなんて…
私もイライラがノンストップだったけど…
だいぶイイ感じになったわ
ちゃんと自分と向き合えるようになったからよ
現代女性は自分の体のサインを無視しがちだから…
ワーカホリック
RRRR
夜通し遊ぶ
家事・育児で忙しい
体を冷やす服・靴
家族や彼も大事だけど自分の体や心と向き合いケアする時間を持ってね
今日も一日お疲れ
モミ
モミ
仕事でファインプレー連発
誰よりも先に電話をとる
サッ
今日の私

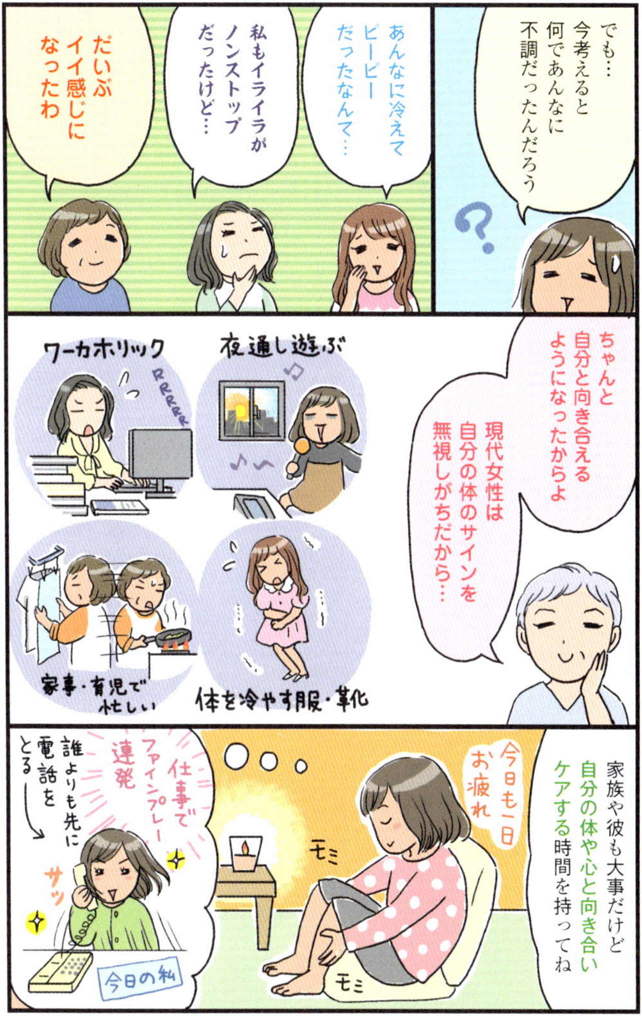

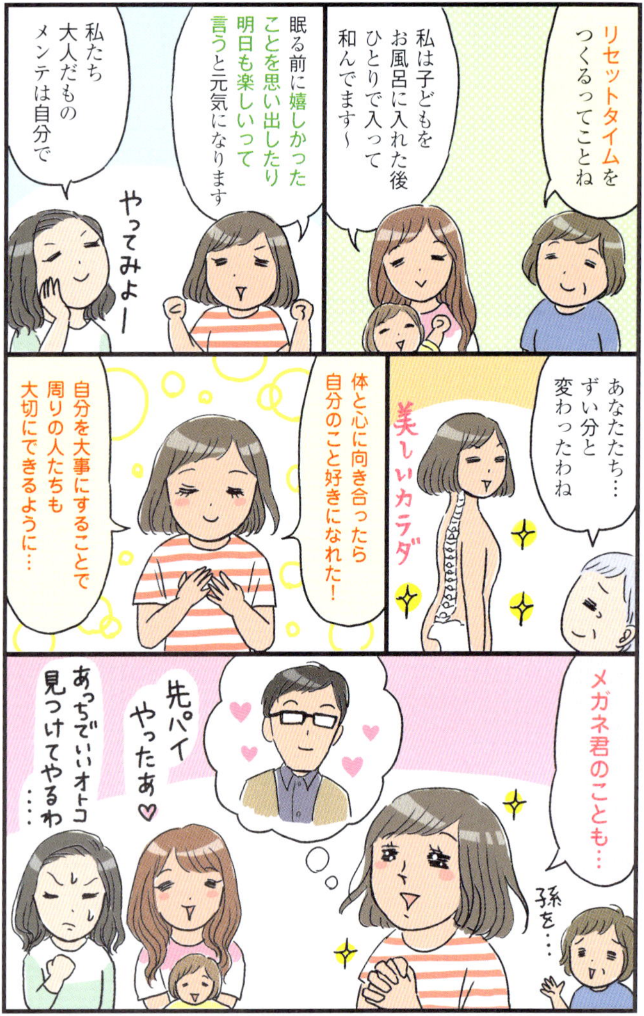
リセットタイムをつくるってことね
私は子どもをお風呂に入れた後ひとりで入って和んでます～
眠る前に嬉しかったことを思い出したり明日も楽しいって言うと元気になります
私たち大人だものメンテは自分で
やってみよー
あなたたち…ずい分と変わったわね
美しいカラダ
体と心に向き合ったら自分のこと好きになれた！
自分を大事にすることで周りの人たちも大切にできるように…
メガネ君のことも…
孫を…
先パイやったあ♡
あっちでいいオトコ見つけてやるわ…

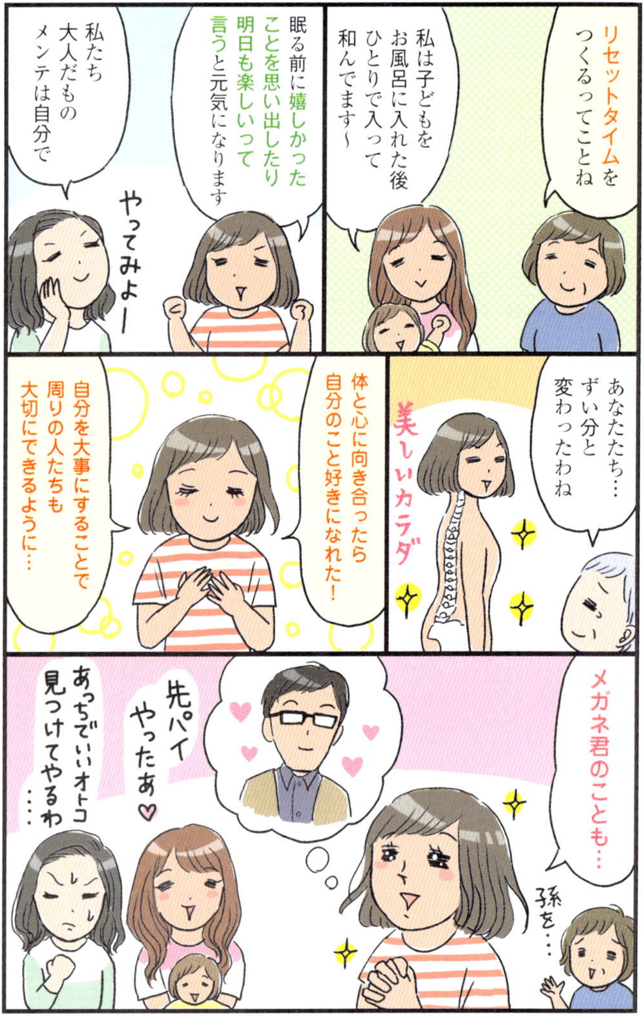

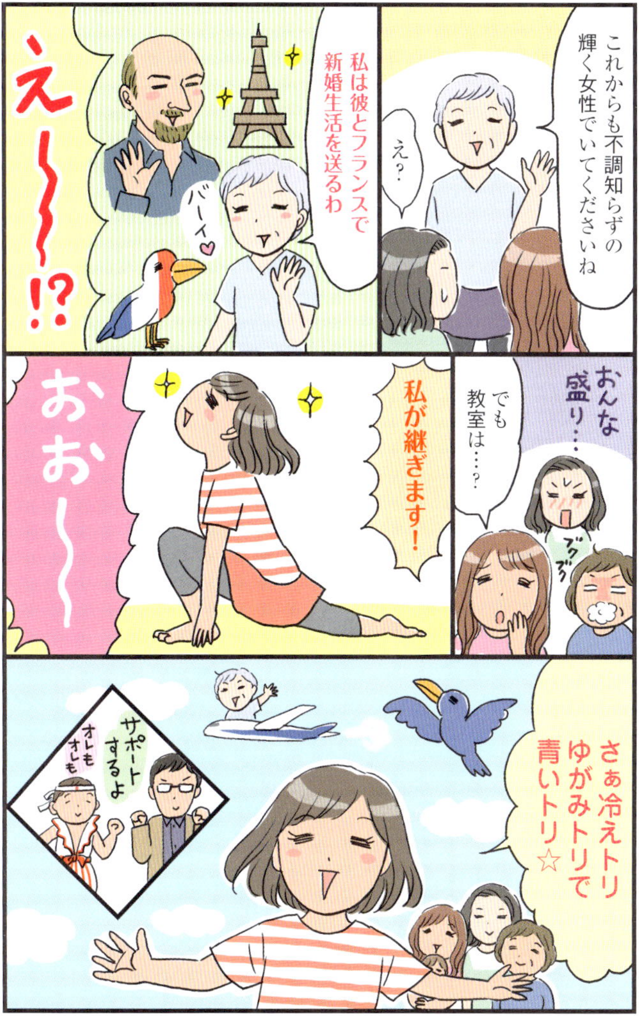
これからも不調知らずの輝く女性でいてくださいね
え？
私は彼とフランスで新婚生活を送るわ
バーイ♥
え〜〜〜!?
おんな盛り…
でも教室は…？
ブクブク
私が継ぎます！
おお〜〜
さぁ冷えトリゆがみトリで青いトリ☆
サポートするよ
オレもオレも

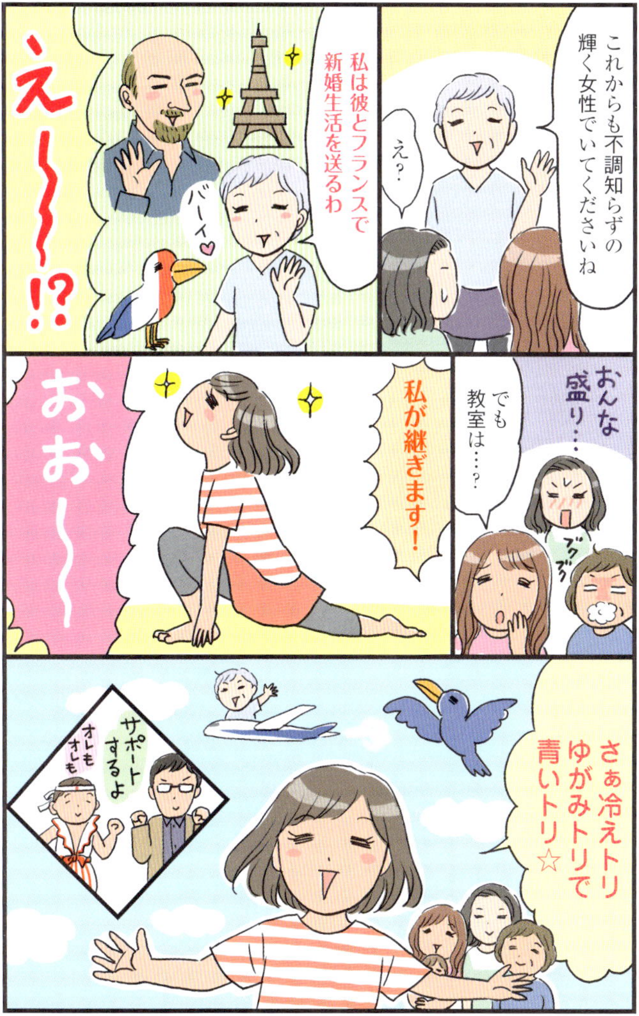